மேயோ கிளினிக்

நோயை எதிர்க்கும் உணவுகள்

ஆரோக்கியமான உணவைத் தேர்ந்தெடுப்பது எப்படி

தமிழில்

ஷாகிர் அஸீம்

மீள்பார்வை

அடையாளம் பதிப்புக் குழு

அடையாளம்

முதல் பதிப்பு 2016

© மேயோ கிளினிக், © தமிழ் மொழிபெயர்ப்பு: அடையாளம்

வெளியீடு: அடையாளம், 1205/1 கருப்பூர் சாலை, புத்தாநத்தம் 621310, திருச்சி மாவட்டம், தமிழ்நாடு, இந்தியா. தொலைபேசி: (+91) 04332 273444

'நலவாழ்வு எல்லாருக்கும்' எனும் முத்திரை உடல்நலக் கல்விக்கான அடையாளத்தின் வெளியீடுகளைக் குறிக்கும். இவ்வரிசையில் வெளிவரும் தரமான மருத்துவ நூல்கள் குறைந்த விலையில் வழங்கப்படுகின்றன. எனவே இவ்வரிசை நூல்களை வாங்குவது மேலும் பல தரமான மருத்துவ நூல்களைக் கொண்டுவருவதற்கு உதவும். அதிகமான படிகள் வாங்கிப் பரவலாக்க விரும்புவோருக்குச் சிறப்புக் கழிவு உண்டு.

இந்நூல் மேயோ கிளினிக்கின் *டிசீஸ் ஃபைட்டிங் ஃபுட்ஸ்* என்னும் ஆங்கில நூலின் தமிழாக்கமாகும். மொழிபெயர்ப்பின் துல்லியத் தன்மைக்குப் பதிப்பாளரே பொறுப்பாவார். இதற்கான மொழிபெயர்ப்பு உரிமையை மேயோ கிளினிக் (அமெரிக்கா) அடையாளத்திற்கு வழங்கியுள்ளது.

நூல் வடிவம்: த பாபிரஸ், அச்சாக்கம்: அடையாளம் பிரஸ், இந்தியா

ISBN: 978 81 7720 117 8

விலை: ₹ 50

Noyai ethirkkum unavukal is the Tamil translation of *Disease-Fighting Foods* in English by Mayo Clinic, Published by Adaiyaalam, 1205/1 Karupur Salai, Puthanatham 621310, India, email: info@adaiyaalam.net

பொருளடக்கம்

நோய்களைத் தடுப்பதற்கு உதவும் நடவடிக்கையை எடுங்கள்	5
சில கலைச்சொற்களின் வரையறை	10
செயல்திறனுள்ள உணவுகள்	15
பிரமாதமான கனிகள்	15
வண்ணமிகு காய்கறிகள்	18
மனநிறைவளிக்கும் முழு தானியங்கள்	22
ஆளி விதையின் பலன்கள்	26
ஒரு கரண்டி சோயா	32
பலன்நிறைந்த மீன்கள்	36
குறைந்தளவு கொழுப்புள்ள பால்பொருள்கள்	39
ஈர்ப்புமிக்க கொட்டைகள்	42
நோய் எதிர்ப்புப் பானங்கள்	49
இதய ஆரோக்கியத்திற்காக உண்ணுதல்	56
புற்றுநோய் எதிர்ப்பு உணவுகள்	62
நீரிழிவும் உங்களுடைய உணவுத்திட்டமும்	68
பிற நோய்களும் உணவுத் தொடர்புகளும்	73

நோய்களைத் தடுப்பதற்கு உதவும் நடவடிக்கையை எடுங்கள்

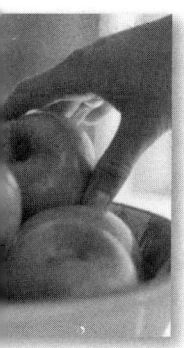

மேன்மைக்குரியது உணவு. உண்ணுதல் உங்களுக்கு ஆற்றலையும் இன்பத்தையும் மனநிறைவையும் தருகிறது. அதைவிட முக்கியமானது, சரியான உணவுகளை உண்ணுவது பல நோய்களைத் தவிர்ப்பதற்கும் உதவும்.

கனிகளும் காய்கறிகளும் நோய் எதிர்ப்புக்கு உதவுகின்றன என்பதற்கு சான்றுகள் ஏராளமாக உள்ளன. இதனால் அமெரிக்காவில் பல அமைப்புகள் கைகோத்து 'கூடுதல் ஆரோக்கியத்திற்கு ஒரு நாளைக்கு 5' எனும் தேசியத் திட்டத்தின் மூலம் நோய்த் தடுப்பை ஊக்குவிப்பதில் களம் இறங்கியுள்ளன. இந்தக் கூட்டணியில் தேசிய புற்றுநோய் நிறுவனம், அமெரிக்க புற்றுநோய்ச் சங்கம், அமெரிக்க இதயக் கழகம், நோய்க் கட்டுப்பாடு மற்றும் தடுப்பு மையங்கள் உள்ளிட்ட பிற அமைப்பு களும் இடம்பெற்றுள்ளன. அவர் களுடையச் செய்தி எளிமையானது:

நாள்தோறும் ஐந்து முதல் ஒன்பது பரிமாறுதல்கள் அளவுக்குக் கனிகளும் காய்கறிகளும் உண்ணுவது புற்றுநோய்,

இரத்த மிகை அழுத்தம், இதய நோய், உடல்பருமன், நீரிழிவு உள்பட பிற நாள்பட்ட நோய்களுக்கான அபாயத்தைக் குறைக்கும்.

மேயோ கிளினிக் ஆரோக்கிய எடைப் பிரமிடு

மேயோ கிளினிக்கின் ஆரோக்கிய எடைப் பிரமிடு (கூம்பு) அறிவுப்பூர்வமான உணவைத் தேர்ந்தெடுக்க உங்களுக்கு வழிகாட்டுகிறது. மேற்கண்ட பரிந்துரையைப் போலவே, இது காய்கறிகளையும் கனிகளையும் மிகுதியான அளவு உட்கொள்ள வலியுறுத்துகிறது. இந்த உணவுகள் ஊட்டச்சத்து நிறைந்தவையாகவும் கலோரிகள் குறைந்தவையாகவும் இருப்பதோடு, உங்களுக்கு நிறைவையும் அளிக்கின்றன. கூம்பின் அடுத்தடுத்த அடுக்குகளில் முழு தானிய மாவுச்சத்துகள் (கார்போஹைட்ரேட்), மீன்கள், பயறுகள், கொழுப்புக் குறைவான பால்பொருள்கள், அளவான விகிதங்களில் இதய ஆரோக்கிய (நிறைவுறா) கொழுப்புகள் ஆகியவை மிதமான அளவுகளிலும் ஆரோக்கியமான விருப்பத் தேர்வுகளாகவும் இடம்பெற்றுள்ளன.

இந்த அணுகுமுறையைக் கடைப்பிடித்து உங்களுடைய உணவுப் பழக்கத்தை அமைத்துக் கொண்டால், நீங்கள் ஆரோக்கியமான எடையைப் பெற்று எடை சார்ந்த நோய்களின் அபாயத்தையும் குறைக்கலாம். உங்களுக்கு மிகையான உடல் எடை இல்லாவிட்டாலும், இந்தப் பிரமிடுக் கோட்பாடுகள் உங்களுடைய ஆரோக்கியத்தை நீங்கள் மேம்படுத்திக்கொள்ள உதவும். கூம்பின் அடித்தளத்திலுள்ள அறுசுவைக் காய்கறிகளும்

கனிகளும் தம்முள் ஆக்சிஜனேற்றத் தடுப்பான் களையும் (ஆன்டிஆக்சிடன்ட்ஸ்) பிற நோய் எதிர்ப்புப் பொருள்களையும் கொண்டுள்ளன. எனவே, அவற்றில் பல்வேறுபட்ட வகைகளை உண்பது மூலம் எல்லாவிதப் பலன்களையும் அடைந்துகொள்ளுங்கள்.

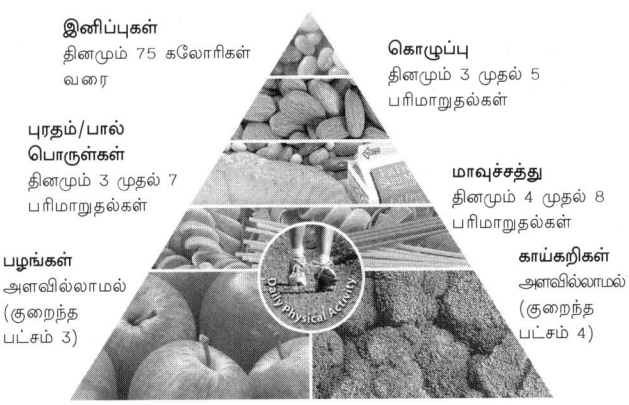

மேயோ கிளினிக் ஆரோக்கிய எடைப் பிரமிடு

மேற்கூறிய அளவுகளில் பரிந்துரைக்கப்பட்ட ஒரு 'நாளை'க்கான பரிமாறுதல்களின் எண்ணிக்கைகள் உங்களுடைய தினசரி கலோரி இலக்குகளைப் பொறுத்தது. பிரமிடின் அடிப் பாகத்தில் அமைந்துள்ள உணவுகளை அதிகமாகவும், மேல்பக்கம் உள்ளவற்றைக் குறைவாகவும் உண்ணுங்கள்.

உடல்நலத்தைப் பராமரிப்பதற்கு சுவையும் மனமும் நிறைந்த உணவை நீங்கள் தியாகம்

செய்யவேண்டும் என்று எண்ணிக்கொண்டீர்களா? நிச்சயமாக இல்லை.

உணவுக்கு எதிராக துணைச்சத்துத் தயாரிப்புகள்

உங்களுடைய ஊட்டச்சத்து ஆரோக்கியத்தை மேம்படுத்தி, பல உணவுகள் வழங்கும் ஏராள மான ஆரோக்கிய ஊக்குவிப்புப் பலன்களைப் பெறுவதற்கு முதலில் சரிவிகித ஊட்டச்சத்துள்ள உணவை நாடுங்கள். எனினும், அந்த நோக்கத்திற் காக துணைச்சத்துத் தயாரிப்புகளை (சப்ளி மெண்ட்ஸ்) – மாத்திரைகள், குழாய் மாத்திரைகள் எனப் பல்வேறு வடிவங்களில் வரும் அவற்றை – உட்கொள்வது நன்மையானதா?

பெரும்பாலும், துணைச்சத்துத் தயாரிப்பு களைவிட ஆரோக்கியமான உணவுகளை உண்பதன் மூலம் உங்களுடைய ஆரோக்கியத்தை மேம்படுத்தவும் பாதுகாக்கவும் இயலும். பல வகை உணவுகள் உண்பதைக் காட்டிலும் நீங்கள் துணைச்சத்துகளை மட்டும் சார்ந்து இருந்தால், முழுமையான், பதனிடப்படாத உணவுகளில் மட்டுமே கிடைக்கக்கூடிய ஆன்டிஆக்சிடன்டுகள் (ஆக்சிஜனேற்றத் தடுப்பான்கள்), நார்ச்சத்துகள் இன்னும் பிற உணவுச்சத்துகளில் பொதிந்துள்ள பலன்களை நீங்கள் தவறவிட்டுவிடுவீர்கள்.

எடுத்துக்காட்டாக, மாத்திரை அல்லது ஆரஞ்சுப் பழத்திலிருந்து நீங்கள் சி வைட்டமினைப் பெற்றுக்கொள்ளலாம்.

எனினும், இவ்விரண்டிலும் ஆரஞ்சுப் பழமே சிறந்தது. ஏனெனில் அதில் கால்சியம், நார்ச்சத்து, ஃபிலாவோனாய்டுகள், உடலுக்கு ஆற்றலைத் தரும் எளிய சர்க்கரைகள் ஆகியவையும் கிடைக்கின்றன. எனவே, உங்களுடைய மருத்துவர் ஒரு மல்டி-வைட்டமின் மாத்திரையைப் பரிந்துரைத்தாலும், நீங்கள் ஆரோக்கியமான முழு உணவுகளிலிருந்து ஊட்டச்சத்துகளைப் பெறுவதை உறுதிசெய்யுங்கள்.

சில கலைச்சொற்களின் வரையறை

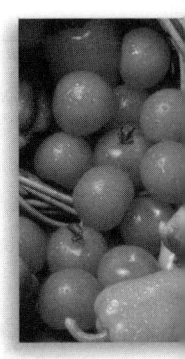

ஊட்டச்சத்துகள் பற்றி நீங்கள் புரிந்துகொள்வதற்கு இதோ சில முக்கியமான கலைச்சொற்கள்:

- **ஆக்சிஜனேற்றத் தடுப்பான்கள் (ஆன்டிஆக்சிடன்ட்ஸ்)** என்னும் பொருள்கள் ஆக்சிஜனேற்றம் (ஆக்சிடேஷன்) எனப்படும் வினையை மட்டுப்படுத்துகின்றன. அதன்மூலம் இயற்கை நிகழ்முறைகளான உயிரணு (செல்) இழப்புக்கும் திசு சேதத்துக்கும் வழிவகுத்து, சில நோய்களுக்கும் முதுமைக்கும் இட்டுச்செல்வதைத் தடுக்கின்றன. சில வைட்டமின்கள், தாதுக்கள், இன்ன பிற பொருள்கள் போன்ற ஆக்சிஜனேற்றத் தடுப்பான்கள் இயற்கையாகப் பழங்களிலும் காய்கறிகளிலும் முழுதானியங்களிலும் கிடைக்கின்றன. பொதுவாக, இந்த ஆக்சிஜனேற்றத் தடுப்பான்களைத் துணைச்சத்துப் பொருள்களிலிருந்து பெறுவதைவிட உணவுகளிலிருந்து பெறுவதே சிறந்தது.

- **கரோட்டினாய்டுகள்.** தாவரங்கள் மூலம் கிடைக்கும் இந்தப் பொருள்களை நம் உடல் பயன்படுத்தி, ஏ வைட்டமினைத்

தயாரிப்பதற்கு பயன்படுத்திக்கொள்கிறது. இவையும் ஆக்சிஜனேற்றத் தடுப்பான்கள்தாம். பீட்டா கரோட்டீன், லைகோபீன், லுட்டீன் போன்ற கரோட்டினாய்டுகளுக்கும் சில நோய்கள் வருவதற்கான சாத்தியம் குறைவதற்கும் தொடர்பிருப்பதாகக் கண்டறியப்பட்டுள்ளன. எடுத்துக்காட்டாக, உணவிலிருந்து (ஆரஞ்சுப் பழங்கள், மஞ்சள் நிறக் காய்கனிகள் போன்றவற்றிலிருந்து) பெறப்படும் பீட்டா கரோட்டீன் இதய நோயையும் சில புற்றுநோய்களையும் தடுப்பதில் பங்கு வகிக்கலாம் - அதாவது துணைச்சத்துத் தயாரிப்புகளிலிருந்து அல்ல - என ஆய்வு முடிவுகள் சுட்டுகின்றன. உண்மையில், புகைபிடிப்பவர்களிடம் பீட்டா கரோட்டீன் துணைச்சத்துகள் நுரையீரல் புற்று வருவதற்கான அபாயத்தை அதிகரிக்கின்றன.

- **செறிவூட்டப்பட்ட உணவுகள் (என்ரிச்டு ஃபுட்ஸ்).** பதனிடப்படும்போது ஏற்படும் சில ஊட்டச் சத்து இழப்புகளுக்கு மறுஈடுசெய்யப்பட்டுள்ள உணவுகள்.

- **ஃபிலாவோனாய்டுகள்.** பாலிஃபினால்களின் துணை வகைப் பொருள்களான இவை புற்று நோய், இதய நோய், இரத்தநாள நோய் போன்ற சில நோய்களின் அபாயத்தைக் குறைக்க உதவும். ஃபிலாவோனாய்டுகள் பழங்களிலும் காய்கறிகளிலும் தேநீரிலும் சில உணவுகளிலும் கிடைக்கின்றன.

- **வலுவூட்டப்பட்ட உணவுகள். (ஃபோர்டிஃபைட்**

ஃபுட்ஸ்) இதன் பொருள் அசல் உணவுகளில் இல்லாத ஒன்று அல்லது பல ஊட்டச்சத்துகள் சேர்க்கப்பட்ட உணவுவகை என்பதாகும். எடுத்துக்காட்டாக, கால்சியம் சேர்க்கப்பட்ட ஆரஞ்சுப் பழச்சாறு.

- ***பயன்முறை உணவுகள் (ஃபங்ஷனல் ஃபுட்ஸ்).*** இவை, அடிப்படை ஊட்டச்சத்துக்கும் அப்பாற்பட்ட ஆரோக்கியப் பலன்களை வழங்குகின்றன. இவற்றுள், ஆரோக்கிய மதிப்பளவை மேம்படுத்துவதற்காக ஒன்று அல்லது பல சேர்க்கைப் பொருள்கள் சேர்க்கப் பட்டுள்ள, தகவமைக்கப்பட்டுள்ள அல்லது மாற்றியமைக்கப்பட்டுள்ள முழு உணவுகளும் வலுவூட்டிய அல்லது செறிவூட்டிய உணவு களும் அடங்கும்.
- ***ஐசோஃபிலாவோன்கள்.*** ஃபிலாவோனாய்டு களின் துணைவகையைச் சார்ந்த இவை ஃபைட்டோ-ஈஸ்ட்ரோஜென்கள் ஆகும். அதாவது தாவரங்களின் மூலம் கிடைக்கும் ஈஸ்ட்ரோஜென் போன்ற சேர்மங்கள். ஐசோஃபிலாவோன்கள் முக்கியமாக சோயா பாலிலும் டோஃபூ (சோயாபால் தயிர்) போன்ற சோயா புரதங்களிலும் கிடைக்கின்றன. இதைவிட சிறிய அளவில் அவரைகளிலும் பயறுகளிலும் உள்ளன. ஐசோஃபிலாவோன்கள் குறித்தும் புற்றுநோய், இதயம், எலும்பு ஆரோக்கியம் ஆகியவற்றின்மீது அவற்றின் பலன்கள் குறித்தும் ஆய்வுகள் நடத்தப்பட்டு கின்றன.

- **ஒமேகா-3 கொழுப்பு அமிலங்கள்.** இவை ஒரு சிறப்புவகை பன்முனை நிறைவுறாக் கொழுப்பு. இவை சால்மோன், சூரை (டீயூனா) போன்ற சில குறிப்பிட்ட வகை மீன்களிலும் சோயா பீன்ஸுகள், வால்நட் (வாதுமைக் கொட்டை), ஆளிவிதை (ஃபிளாக்சீட்), கனோலா எண்ணெய் போன்ற சில தாவர மூலங்களிலும் உள்ளன. ஒமேகா-3 கொழுப்பு அமிலங்கள் இதய நோயையும் திடீர் மாரடைப்பால் ஏற்படக் கூடிய மரண அபாயங்களைக் குறைப்பதற்கும் பிற பலன்தரும் தாக்கங்களை ஏற்படுத்து வதற்கும் உதவுகின்றன.

- **தாவர வேதிப்பொருள்கள் (ஃபைட்டோ கெமிக்கல்ஸ்).** இவை தாவர (ஃபைட்டோ) ஊட்டச்சத்துகள் என்றும் அழைக்கப்படுகின்றன. இவை முழு தானியங்கள், கனிகள், காய்கறிகள் போன்ற தாவரங்களின் மூலம் கிடைக்கக் கூடிய உணவுகளில் மட்டுமே இருக்கும் வேதிச் சேர்க்கைகளின் ஒரு வகையைக் குறிக்கின்றன. இந்தப் பொருள்கள், இதய நோய், இரத்தநாள நோய், புற்றுநோய், நீரிழிவு போன்ற நாள்பட்ட நோய்களைத் தடுக்க உதவுவதாகத் தோன்றுகின்றன. இந்த விரிவான பெயரில் கரோட்டினாய்டுகள், பாலிஃபினால்கள் மற்றும் பிறவும் அடங்கும்.

- **ஃபைட்டோ-ஸ்டீரால்கள்.** தாவரங்களில் காணப் படும் இந்தப் பொருள்கள் கொலஸ்டிரால் அளவைக் குறைக்க உதவலாம். ஃபைட்டோ-ஸ்டீரால்கள் தாவரம் மூலம் கிடைக்கும்

கொழுப்புள்ள உணவுகளில் சிறிதளவு இயற்கை யாகவே காணப்படுகின்றன. எடுத்துக்காட்டாக, விதைகள், பருப்புகள், முழு தானியங்களின் மேல்தோல் (உமி), தாவர எண்ணெய்கள் (எள், சோளம், சூரியகாந்தி, கனோலா).

- **பாலிஃபினால்கள்.** பல காய்கறிகளிலும் கனிகளிலும் காணப்படும் இவை, குறிப்பிட்ட சில ஆக்சிஜனேற்றத் தடுப்பான்களின் பண்பு களைக்கொண்ட துணைவகை தாவர வேதிப் பொருள்கள் ஆகும். ஃபிலாவோனாய்டுகள் போன்ற சில பாலிஃபினால்கள் இதயநோய்த் தடுப்புக்கும் புற்றுநோய் முதலான பிற நோய்களைத் தடுப்பதற்கும் உதவலாம்.

- **புரோபயோடிக்குகள்.** உயிருள்ள பாக்டீரியாக் களான இவை, ஆரோக்கியத்தை மேம்படுத்தும் பாக்டீரியாக்களுக்கும் குடல்தடத்தில் கோளாறு உண்டாக்கும் பிற பாக்டீரியாக்களுக்கும் இடையிலான விகிதத்தை அதிகப்படுத்துவதற் காக உணவில் சேர்க்கப்படுகின்றன. எடுத்துக் காட்டாக, தயிருடன் சேர்க்கப்படும் *லேக்டோபேசில்லை* போன்ற நுண்ணுயிரி வளர்ச்சிக் கலவைகள்.

- **முழு உணவுகள்.** மிகக் குறைந்த அளவில் மாற்றியமைத்த வடிவில் உள்ள உணவுகள். எனவே, அவை ஊட்டச்சத்துகளும் தாவர வேதிப்பொருட்களும் செறிவாக உள்ள மூலங்களாக விளங்குகின்றன.

செயல்திறனுள்ள உணவுகள்

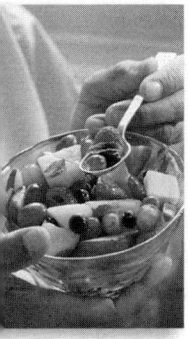

ஏராளமான உணவு வகைகள் ஆரோக்கிய மேம்பாட்டுப் பலன்களைக் கொண்டுள்ளன. இதுபோன்ற நோய் எதிர்ப்பு உணவுகளில் கனிகள், காய் கறிகள், முழு தானியங்கள், சிலவகை மீன்கள், பருப்புகள், கொழுப்புக் குறை வான பால்பொருள்கள் ஆகியவை அடங்கும்.

பிரமாதமான கனிகள்

அறுசுவைக் கனிகள் வைட்டமின்கள், ஆக்சிஜனேற்றத் தடுப்பான்கள், தாவர வேதிப் பொருள்கள், நார்ச்சத்து ஆகிய வற்றைக் கொண்டிருப்பதோடு, உங்கள் நாவின் சுவையை நிறைவுசெய்து, கலோரிகள் குவியாத முறையில் உண்பதற்குச் சிறந்த வழியாகவும் விளங்குகின்றன. கொழுப்பு நிறைந்த பழங்கள், தேங்காய், ஆலிவ் போன்ற சில வகைகளைத் தவிர, அவை பொதுவாக கொழுப்பு அற்ற உணவு வகையாகவே உள்ளன.

ஃபிலாவோனாய்டுகளின் முக்கிய இருப்பிடமாக விளங்குவது பழங்கள். அவை இதய நோய், இரத்தநாள நோய், புற்றுநோய் போன்ற அபாயங்களைக்

குறைப்பதற்கும் மூப்படைவதன் விளைவுகளை எதிர்ப்பதற்கும் உதவலாம். *(பார்க்க, இதய ஆரோக்கியத்திற்காக உண்ணுதல், ப.56; புற்றுநோய் எதிர்ப்பு உணவுகள், ப. 62.)*

மேயோ கிளினிக் ஆரோக்கிய எடைப் பிரமிடு பரிந்துரையின்படி, ஒரு நாளைக்கு குறைந்தபட்சம் மூன்று பரிமாறுதல் அளவு பழங்களை உண்ண வேண்டும். அவற்றுள் புதிய, முழு பழங்கள் விரும்பத்தக்கவை – அவை சுத்தமாக உள்ளனவா என்பதை உறுதிசெய்ய தண்ணீரில் ஊறவைத்து அல்லது நன்றாக கழுவுங்கள். சர்க்கரை சேர்க்கப் படாத உறைந்த பழங்கள், பழத்தின் சாறிலேயே ஊறவைத்த அல்லது தண்ணீர் உள்ள புட்டிப் பழங்கள் ஆகியவையும் ஏற்புள்ள மாற்றுகளாக கொள்ளலாம்.

பழங்களும் காய்கறிகளும்: பன்னிறமும் பலவகையும் முக்கியம்

தினமும் குறைந்தபட்சம் 3 பரிமாறுதல் அளவு பழங்களையும் 4 பரிமாறுதல் அளவு காய்கறி களையும் உண்ணுங்கள். வெவ்வேறு நிறங்கள் – பச்சை, மஞ்சள், ஆரஞ்சு, சிவப்பு, நீலம், ஊதா, வெண்மை – கொண்ட பழங்கள் வேறுபட்ட ஊட்டச்சத்துகளையும் நோயெதிர்ப்பு ஆற்றலையும் கொண்டுள்ளன. வானவில் வண்ணங்களாய் இந்த ஐந்து நிறத் தொகுப்புகளில் இருந்தும் ஒவ்வொரு பழத்தைத் தேர்வு செய்து உண்ணுங்கள். அதன்மூலம், எந்த ஒரு முக்கிய மான ஆரோக்கிய பலனையும் தவறவிடாமல் பெற்றுக் கொள்ளுங்கள்.

உலர்வகை கனிகளை மிதமான அளவுகளில் உண்ணுங்கள். ஏனெனில், முழு கனிகளைவிட அவை குறைவாகவே வயிற்றை நிரப்புகின்றன. அத்துடன், அவற்றில் நிறைய கலோரிகள் இருக்கின்றன. எடுத்துக்காட்டாக, 2 கோப்பை திராட்சைகளில் உள்ள அதேயளவு கலோரிகள் (சுமார் 100) ¼ கோப்பை உலர் திராட்சைகளிலும் உள்ளன. பழச்சாறு மிதமான அளவுகளில் அருந்துவது நல்லது. எனினும், முழு கனிகளைவிட அதில் நார்ச்சத்தும் பிற ஊட்டச்சத்துகளும் குறைவாகவே உள்ளன. மேலும், அவை குறைவாகவே வயிற்றை நிரப்புவதோடு அதிகக் கலோரிகளையும் கொண்டுள்ளன. உங்களுக்குப் பழச்சாறு பிடிக்கும் என்றாலும், ஒரு நாளைக்கு 240 மில்லி லிட்டரோடு நிறுத்திக்கொள்ளுங்கள்.

வெவ்வேறு கனிகள் வெவ்வேறு ஊட்டச் சத்துகளை வழங்குவதால், பலவகைப்பட்ட கனிகளை உண்பது முக்கியம். சிற்றுண்டிகளிலும் ஒவ்வொரு வேளை சாப்பாட்டிலும் அவற்றைப் பயன்படுத்துங்கள். இனிய சுவையும் நிறமும் மிகுந்த பழங்களை சிறிய கிண்ணங்களில் தயாராக வைத்துக்கொள்ளுங்கள். பசியுணர்வு உங்களைத் தட்டும் போதெல்லாம் உடனடியாக ஒரு துண்டை நீங்கள் வாயில் போட்டுக் கொள்ளலாம்.

நீங்கள் கடிவாளம் கட்டப்பட்டது போல சில கனி வகைகளை மட்டுமே உண்பவராக இருந்தால், பிற வகை கனிகளின் ஊட்டச்சத்துகளையும் நோய் எதிர்ப்புப் பலன்களையும் நீங்கள் தவறவிடுகின்றீர்கள். அடுத்தமுறை நீங்கள்

பழக்கடைக்குச் செல்லும்போது, 'பல வகை' பழங்கள் வாங்குவது குறித்து சிந்தியுங்கள். சாகசத் துடிப்புடன் செயல்படுங்கள். புதிய, பழக்கமில்லாத வகைகளை முயன்று பாருங்கள். ஓர் இனிப்புக் கிவி பழம், சுவையான அத்திப்பழம் அல்லது வாயில் கரையும் ரம்புடான்பழம், இன்சுவைமிக்க மாம்பழம் என்று புதிது புதிதாக முயன்றுபாருங்கள். அவை எந்த அளவுக்கு இன்பமளிக்கிறது என்பது உங்களுக்கு வியப்பையும் தரலாம்.

வண்ணமிகு காய்கறிகள்

ஊட்டச்சத்துகளின் ஊற்றுக்களாக விளங்கும் காய்கறிகள், நார்ச்சத்துகளையும் தாவர வேதிப் பொருட்களின் மாபெரும் ஆதாரங்களாகவும்

முன்னணி ஆக்சிஜனேற்றத் தடுப்பான்கள்

ஜர்னல் ஆஃப் அக்ரிகல்சுரல் அண்ட் ஃபுட் கெமிஸ்ட்ரி என்னும் ஆய்விதழில் 2004ஆம் ஆண்டு வெளிவந்த ஒரு கட்டுரையில், 100க்கும் மேற்பட்ட வழக்கமான உணவு வகைகளைப் பகுப்பாய்வு செய்தபோது கனிகளும் காய்கறி களுமே அதிக அளவு ஆக்சிஜனேற்றத் தடுப்பான்களைக் (ஆன்டிஆக்சிடன்ட்ஸ்) கொண்டுள்ளன என்று பட்டியலிடப்பட்டுள்ளன:

- **கனிகள்.** புளூபெர்ரி, கிரான்பெர்ரி, பிளாக்பெர்ரி, ராஸ்ப்பெர்ரி, ஸ்ட்ராபெர்ரி, புரூன், சிவப்பு ஆப்பிள், இனிப்புச் செர்ரி, கருப்புப் பிளம்ஸ் ஆகியவை.

- **காய்கறிகள்.** சிறிய சிவப்பு பீன்ஸ், சிவப்பு கிட்னி பீன்ஸ், பின்ட்டோ பீன்ஸ், ஆர்ட்டிசோக், மஞ்சள் பூசணி, ரஸ்செட் கிழங்கு, கருப்பு பீன்ஸ்

இன்னும், பல்வேறு உணவுகளில் உள்ள ஆக்சிஜனேற்றத் தடுப்பான்கள் உங்கள் உடலில் எவ்வளவு நன்கு உறிஞ்சப்படுகின்றன; அவற்றுள் சிலவற்றைவிட வேறு சில நன்றாக உறிஞ்சப் படுகின்றனவா என்பன குறித்துப் பல விஷயங்கள் அறியப்படாமலே உள்ளன. எனவே, உங்களுக் குரிய ஊட்டச்சத்துகள், நோய் எதிர்ப்புப் பொருள்கள் ஆகிய அனைத்தையும் பெற்றுக் கொள்வதற்கு பலவகை காய்கறிகளையும் பழங்களையும் உண்ணுங்கள்.

கொலஸ்டிரால் இன்றியும் அமைந்துள்ளன. அதுமட்டுமல்ல. அவை இயற்கையிலேயே குறைவான கொழுப்பும் கலோரியும் பொதிந்தவையாக உள்ளன.

மேயோ கிளினிக் ஆரோக்கிய எடைப் பிரமிடு *ஒரு நாளைக்கு குறைந்தளவு நான்கு பரிமாறுதல்கள் அளவு காய்கறிகளை உண்பது சிறந்தது* என பரிந்துரைக்கிறது. அந்தந்தப் பருவ காலத்தில் விளையும் பசுமைக் காய்கறிகள் பொதுவாக மிகவும் சிறந்தவை. எனினும், உப்பு சேர்க்காத, உறைய வைத்த, டின்னில் அடைத்துவரும் காய்கறிகளும் நன்மையானவைதான். பசுமைக் காய்கறிகளை உண்ணுவதற்குத் தயார் செய்வதற்கு

முன் அவற்றைத் தண்ணீரில் ஊறவைத்து நன்கு கழுவி அவற்றின் மீதுள்ள அழுக்கையும் பூச்சி மருந்துகளையும் நீக்கி விடுங்கள்.

கனிகளைப் போலவே காய்கறி விஷயத்திலும், வெவ்வேறு வகைகளை உண்ணுவதன் மூலம் வெவ்வேறு ஊட்டச்சத்துகளைப் பெற்றுக் கொள்ளலாம். எல்லா நிறக் காய்கறிகளிலும், வெள்ளை நிறமானவற்றிலும் முக்கியமான ஆரோக்கிய பலன்கள் உள்ளன. எனினும், சிலவற்றைவிட சிலவற்றில் கூடுதல் பலன்கள் பொதிந்துள்ளன. எடுத்துக்காட்டாக, ஐஸ்பர்க், லெட்யூஸ் போன்ற வெளிர் நிறக் கீரைகளை மட்டுமே நீங்கள் உட்கொள்பவராக இருப்பின், சில ஊட்டச்சத்துகளையும் சுவைகளையும் தவற விடுகின்றீர்கள். பிற லெட்யூஸ் (பிப், ரோமைன், கீரை) வகைகளுக்கு முயன்று பாருங்கள். அவற்றில் ஏ வைட்டமினும் சி வைட்டமினும் அதிக அளவு உள்ளன.

மற்றபடி, உங்களுக்குப் பழக்கமான அந்த அறுசுவைக் காய்கறிகளும் உள்ளன: தண்ணீர் விட்டான் கொடி (அஸ்பாரகஸ்) கேரட், தண்டுக் கீரை, வெள்ளரிக்காய், கத்தரிக்காய், பச்சை அவரை, குடை மிளகாய், காளான், வெங்காயம், பசலைக் கீரை அத்துடன் பின்வரும் பெட்டிச்செய்தியில் குறிப்பிட்டுள்ளவையும் அடங்கும்.

அதிகமான வகைகளை உண்பதற்கு, பழக்கப் படாத சில காய்கறிகளுக்கு முயன்று பாருங்கள். எடுத்துக்காட்டாக, ஈகாமா எனும் வகை உயரளவு

நோய் எதிர்ப்புக் காய்கறிகள்

சில காய்கறிகள் அவற்றின் ஆரோக்கிய பலன்களுக்காக மட்டுமே புகழ்பெற்றிருக்கின்றன. ஆனால், அதுபோன்று மேலும் பல காய்கறிகள் இருக்கவே செய்கின்றன:

- தக்காளியில் ஆக்சிஜனேற்றத் தடுப்பானான லைக்கோபீன் அடங்கியுள்ளது. தாவரவியல் ரீதியாக தக்காளி ஒரு பழவகையாகவே கருதப்படுகிறது என்றபோதிலும், அது பொதுவாக காய்கறியாகவே பயன்படுத்தப் படுகிறது. லைக்கோபீன்தான் தக்காளிக்கு சிவப்பு நிறத்தைத் தருகிறது. லைக்கோபீன் எனும் பொருள் புரோஸ்டேட் சுரப்பிப் புற்றுநோயையும் சில வகை புற்றுநோய்கள் ஏற்படும் அபாயத்தையும் குறைக்கிறது என்று ஆய்வுகள் சுட்டுகின்றன. எனினும், இதுகுறித்து கூடுதல் ஆராய்ச்சி தேவை. சூப்களிலும் குழம்புகளிலும், சிறிதளவு கொழுப்புடன் சேர்த்து தக்காளி சமைக்கப் படும்போது, லைக்கோபீன் மேலும் சிறப்பாக உங்கள் உடலில் உறிஞ்சப்படுகிறது. (பார்க்க, *கொழுப்புகள்: நல்லதும் கெட்டதும்,* ப. 45.)
- முட்டைக்கோசு குடும்பத்தைச் சேர்ந்த காய்கறிகள் சிலுவை வடிவப் பூக்களைக் கொண்டிருப்பதால் சிலுவைக் காய்கறிகள் என்று சில இடங்களில் அழைக்கப்படுகின்றன. ஆர்குலா, பாக் சாய், புரோக்கோலி (பச்சை காளிஃபிளவர்) புரெஸ்ஸெல்ஸ்

ஸ்பரவுட்ஸ் (கிளைகோசு), முட்டைக்கோசு, காலிஃபிளவர் (பூகோசு), கொல்லார்ட்ஸ், காலே, முள்ளங்கி, ரூட்டபகா, சுவிஸ் சார்ட், டர்னிப்ஸ், நீர்வளர்க் கீரை முதலியவையும் இன்னபிற வகைகளும் இதில் அடங்கும். இந்தக் காய்கறிகளில் உள்ள தாவர வேதிப்பொருள்கள் பெருங்குடல் புற்று, புரோஸ்டேட் சுரப்பி புற்று, மூளைத்தாக்கு மற்றும் ஓட்டத்தடையால் வரும் பிற நோய்களால் ஏற்படும் அபாயத்தையும் குறைக்கலாம்.

வைட்டமின் சி மற்றும் நார்ச்சத்து கொண்டுள்ளது. அது ஒரு மெக்சிகோ கிழங்கு - டர்னிப் போன்ற தோற்றமும் வாட்டர் செஸ்ட் நட் போன்ற சுவையும் கொண்டு, அதைவிட இனிப்பாக இருக்கும். அதிகமாக பச்சைக் காய்கறிக் கூட்டுகளில் பயன்படுத்தப்படும் சிக்கரி என்ற தழைகளில் வைட்டமின்கள் பி வகை, வைட்டமின்கள் ஏ மற்றும் சி, பொட்டாசியம், நார்ச்சத்து ஆகியவை அதிக அளவில் உள்ளன. அது கால்சியம், மெக்னீசியம், ரைபோஃபிளாவின் ஆகிய சத்துகளுக்கும் அடங்கிய ஒரு நல்ல உணவு வகையாக விளங்குகிறது.

மனநிறைவளிக்கும் முழு தானியங்கள்

தானியங்கள் என்பவை தாவரங்களின் விதைகள். அவை முழு வடிவில் இருக்கும்போது என்டோஸ் பெர்ம், முளை, உமி ஆகியவை அதில் அடங்கி

யுள்ளன. இவை யாவற்றிலும் பலன்தரும் ஊட்டச்சத்துகள் பொதிந்துள்ளன. எனினும் தானியங்களை சுத்திகரிப்புச் செய்வதால் பல ஊட்டச்சத்துகளும் தாவர வேதிப்பொருட்களும் நார்ச்சத்தும் நீக்கப்படுகின்றன. பிறகு, ஆலைச் செயல்பாட்டை (மில்லிங்) தொடர்ந்து தானியங் களில் சில வைட்டமின்களும் தாதுக்களும் மீண்டும் சேர்க்கப்பட்டாலும் முன்பைவிட மிகவும் குறைவான அளவிலேயே அவற்றில் தாவர வேதிப் பொருட்களும் இடம்பெறுகின்றன. மேலும், அவற்றில் நார்ச்சத்து அறவே இருப்பதில்லை.

ஒரு பரிமாறுதல் என்பது எவ்வளவு?

- ஒரு பரிமாறுதல் கனிகள் = 1 முழுப் பழம் (சிறிய அல்லது சுமாரான அளவு), 1 கோப்பை பெர்ரி அல்லது திராட்சை, அல்லது ½ கோப்பை பழத் துண்டுகள்.

- ஒரு பரிமாறுதல் காய்கறிகள் = ½ கோப்பை முதல் 1 கோப்பையுள்ள காய்கறிகள், அல்லது 1 அல்லது 2 கோப்பைகள் இலை மிகுந்த பச்சைக் காய்கறிகள்.

எனினும், வெவ்வேறு கனிகள் அல்லது காய்கறிகளைப் பொறுத்து, ஒரு பரிமாறுதலின் அளவு குறித்த வழிகாட்டுதல்கள் வேறுபடுகின்றன. பரந்துபட்ட பல்வேறு வகைகளை உண்ணுங்கள். ஓடும் தண்ணீரில் அவற்றை நன்கு கழுவித் தூய்மையாக்குங்கள்.

நோயை எதிர்க்கும் உணவுகள்

முழுதானியங்கள் உண்ணுவது இதய மற்றும் இரத்த நாள நோய், வகை 2 நீரிழிவு, சிலவகை புற்றுநோய்கள் ஆகியவற்றின் அபாயத்தைக் குறைக்கலாம். முழு தானியங்கள் ஒப்பீட்டளவில் குறைந்த கொழுப்பைக் கொண்டுள்ளன. நல்ல விஷயமாக அவற்றில் நார்ச்சத்து உள்ளதால், நீங்கள் குறைவாக உண்டு, கூடுதலான நிறைவைப் பெற அது உதவலாம். மேயோ கிளினிக் ஆரோக்கிய எடைப் பிரமிடின் பரிந்துரையின்படி, தினமும் நான்கு முதல் எட்டு பரிமாறுதல் அளவுக்கு மாவுச்சத்து (கார்போஹைட்ரேட்) உண்ண வேண்டும். *குறைந்தளவு அன்றாடம் மூன்று பரிமாறுதல் அளவு முழு தானியங்களை உண்ண வேண்டும் என்று இலக்கு* வைத்துக்கொள்ளுங்கள்.

நீங்கள் அறியாமலே உணராமலேயே ஓட்ஸ், சோளப்பொறி, மக்காச்சோளம் போன்ற சில முழு தானியங்களை உண்டு கொண்டிருக்கலாம். மேலும் நீங்கள் ரஸ்க் அல்லது பிஸ்கெட் உண்பதாக இருந்தால், கொழுப்புக் குறைவான, முழு தானிய வகையே உண்ணுங்கள். மற்றபடி, பின்வரும் சில தானியங்களையும் நீங்கள் முயன்று பார்க்கலாம்:

பார்லி. உமி கூடிய பார்லியை நாடுங்கள். அது, உமிநீக்கிய விரைவுச் சமையல் பார்லியைவிட குறைவாகப் பதனிடப்பட்டுள்ளது. அத்துடன் கரையும் நார்ச்சார்த்து, புரதச்சத்து, பொட்டாசியம், கால்சியம் ஆகியவையும் அவற்றில் கூடுதலாக உள்ளன.

பழுப்பு அரிசி. வெள்ளை அரிசியைவிட அதிக ஊட்டம் கொண்ட இது, சமைக்கப்பட்ட பின்பும்

தனது நார்ச்சத்துகளையும் தாதுக்களையும் தக்கவைத்துக்கொள்கிறது. மேலும், அது மெல்லுவதற்கு நன்றாகவும் சுவையாகவும் இருக்கிறது.

பக்வீட். பெரும்பாலும் இதன் காய்ந்த விதைகள் நசுக்கிக் குருணையாக்கப்பட்டு வறுக்கப்படுகின்றன அல்லது மாவாக அரைக்கப்படுகின்றன. இது வழக்கமாக அப்பங்களிலும் ஜப்பானிய சோபா நூடில்ஸ்களிலும் ஒரு சேர்மானமாகப் பயன் படுத்தப்படுகின்றது. வறுக்கப்பட்ட பக்வீட்டை கஷா என்றதொரு தொட்டுக்கறியிலும் சேர்த்து சமைக்கலாம். பக்வீட்டில் ஓட்ஸ் அல்லது கோதுமையைவிட உயர்தர புரதம் உள்ளது. மேலும், அதில் தாவர வேதிப்பொருள்கள் நிரம்பி இருக்கின்றன. நீரிழிவு, இதய நோய், இரத்த அழுத்தம் ஆகியவற்றில் இதன் பலன்கள் குறித்து ஆய்வுகள் மேற்கொள்ளப்பட்டு வருகின்றன.

புல்குர் கோதுமை. வெடிப்பு கோதுமை என்றும் அழைக்கப்படும் இது, தபூலீ என்ற மத்திய கிழக்கு நாடுகளின் காய்கலவையின் முக்கிய சேர்மானமாக உள்ளது. மேலும், புல்குர் புலா என்பது அடுமனை உருளைக்கிழங்குக்கு அருமையானதொரு மாற்றாக விளங்குகிறது.

சிறுதானியங்கள். கேழ்வரகு, கம்பு, சோளம், வரகு, பனிவரகு, சாமை, குதிரைவாலி, திணை போன்றவற்றில் உயர்தர புரதம் மிகுந்த அளவில் இருக்கின்றன. அத்துடன் அவை நீரிழிவு, இதயநாள நோய், இரத்த அழுத்தம் ஆகியவற்றைக் கட்டுக்குள் வைக்க உதவுபவை; எளிதில் செரிமானம் ஆகக் கூடியவை.

குய்னோஆ. பண்டைகால இன்கா நாகரிக உணவான குய்னோஆ உயர்தர புரதத்தை வழங்குவது மட்டுமின்றி, பல தானியங்களைவிட கூடுதலான கால்சியம், மெக்னீசியம், பொட்டாசியம் போன்ற தாதுக்களையும் அடக்கியுள்ளது.

முழு கோதுமை பாஸ்தா/ரவை/சேமியா. இவை ஒரு பரிமாறுதல் சாதாரண பாஸ்தா/ரவை/சேமியாவைப் போன்று இரண்டு மடங்கு நார்ச்சத்து கொண்டுள்ளது.

காட்டரிசி/மூங்கில் அரிசி. பருப்பு போன்ற சுவை, மணம் கொண்ட இந்த தானியம் பெரும் பாலும் வெள்ளை அரிசியுடன் கலந்து அல்லது அதற்குப் பதிலாகப் பரிமாறப்படுகிறது. காட்டரிசி அல்லது மூங்கில் அரிசியில் பழுப்பு அரிசியைக் காட்டிலும் ஐந்து மடங்கு பி வகை வைட்டமின்கள் உள்ளன.

ஆளிவிதையின் பலன்கள்

ஆளிவிதைகள் *(ஃபிளாக்ஸ் சீட்)* என்பவை பருப்புச் சுவை கொண்ட சிறிய, சிவந்த பழுப்பு நிற அல்லது பொன்னிற முழு விதைகள். அவற்றில் ஆல்ஃபா-லினோலெனிக் ஆசிட் *(ஏஎல்ஏ)* உள்ளது. இது ஓர் அத்தியாவசியக் கொழுப்பு அமிலம் மட்டுமின்றி ஓர் ஒமேகா-3 கொழுப்பு அமிலமும் ஆகும். மேலும் ஆளி விதைகள் ஃபைட்டோ ஈஸ்ட்ரோஜென்கள் என்னும் சேர்மங்களின் தாவர மூலங்களாக விளங்கும் லிக்னான்கள் என்பவற்றுக்கும் இருப்பிடமாக இருக்கின்றன. ஆளி விதைகளில் உள்ள ஆல்ஃபா-லினோலெனிக்

ஆசிடும் லிக்னான்களும் இதய நோய் அபாயக் காரணிகளைக் குறைக்க உதவு கின்றன. முழு தானியங்கள், சோயா பீன்ஸுகள், சில காய்கறிகள் போன்றவற்றில் லிக்னான்கள் உள்ள போதிலும், அதன் மிகச் செறிவான மூலங்களாக இருப்பது ஆளி விதைதான்.

ஆளிவிதைகள் மார்பகப் புற்றுநோய்த் தடுப்புக்கு உதவுவதாக சில சமயங்களில் விளம்பரம் செய்யப் படுகின்றன. எனினும், மேற்கொள்ளப்பட்டுள்ள சில சிறு ஆய்வுகள் இதுகுறித்து அதிக சாதக முடிவுகளைக் காட்டவில்லை. மார்பகப் புற்றுநோய் தொடர்பாக ஆளிவிதையின் தாக்கம் குறித்து தெளிவாக அறியப்படவில்லை. கருவுற்ற அல்லது பாலூட்டும் பெண்கள் ஆளிவிதையைத் தவிர்க்க வேண்டும் என்று வல்லுநர்கள் சிலர் எச்சரித்துள்ளனர்.

கரையும் வகை, கரையா வகை ஆகிய இரு நார்ச்சத்துகளுக்கும் ஆளி விதை நல்ல மூலமாக விளங்குகின்றன. இந்த இரண்டு வகைகளும் திணிவுத்தன்மையை வழங்கி செரிமானத்திற்கு துணைபுரிகின்றன; மலச்சிக்கலைத் தவிர்க்க உதவுகின்றன. உங்கள் உணவில் ஆளிவிதை சேர்த்துக்கொள்வது எளிய விஷயம்:

- **அரைத்த ஆளி விதை.** நீங்கள் சிறந்த ஆரோக்கியப் பலன்களை நாடுகிறீர்கள் எனில், முழுவிதை களுக்குப் பதிலாக அரைத்த ஆளிவிதையைப் பயன்படுத்துங்கள். ஏனெனில் அது உடலில் மேலும் சிறப்பாக உறிஞ்சப்படுகிறது. அரைத்த ஆளிவிதைகள் இரண்டு வடிவங்களில்

நார்ச்சத்து சேர்த்துக்கொள்ள 8 வழிகள்

நார்ச்சத்து என்பது தாவர வகை உணவுகளில் உள்ள ஒரு பகுதி. இதை உங்களுடைய உடலால் உறிஞ்ச முடியாது. உயர் நார்ச்சத்து உணவு கொலஸ்டிரால் அளவைக் குறைப்பதற்கும் மலச்சிக்கலைத் தவிர்ப்பதற்கும் உதவுகிறது. மேலும் சளிப்படலப் பிதுக்கம் (டைவர்டி குளோசிஸ்), சிணுங்கும் பெருங்குடல் நோய்க்குறித்தொகுதி (இரிடேபுள் பவல் சிண்ட்ரோம்) போன்ற பெருங்குடல் பிரச்சினைகளிலிருந்து நார்ச்சத்து உங்களைக் காக்கலாம். அதுமட்டுமல்ல, நீரிழிவு மற்றும் சிலவகை புற்றுநோய்களின் அபாயத்தைக் குறைக்கவும் அது உங்களுக்கு உதவலாம்.

நாள்தோறும் போதிய அளவு நார்ச்சத்து பெற்றுக்கொள்வதற்கு:

1. **நாள்தோறும் முதல் உணவாக அதிக நார்ச் சத்துள்ள தானியமணியை உண்ணுங்கள்** – ஒரு பரிமாறுதலுக்கு 5 அல்லது கூடுதல் கிராம்கள் அளவில் நார்ச்சத்துள்ள உணவை உண்ணுங்கள். அல்லது, சில மேசைக் கரண்டிகள் அளவு சுத்திகரிக்கப்படாத கோதுமை உமியை அல்லது சிறிதளவு அரைத்த ஆளி விதையை தானியக்கூழ், தயிர், பழங்கள் போன்றவை மீது தூவி உண்ணலாம்.

2. **முழு தானிய ரொட்டிகளுக்கு மாறிக் கொள்ளுங்கள்:** 'கோதுமை ரொட்டி'

அல்லது 'கோதுமை மாவு' என்ற சொற்களால் ஏமாந்துவிட வேண்டாம். ஒட்டுவில்லை (லேபிள்) மீது உள்ள பட்டியலில் முதல் சேர்மானங்களுள் ஒன்றாக 'முழு' (முழு கோதுமை அல்லது முழு தானியம்) என்ற சொல் இருக்கிறதா எனக் கவனியுங்கள். அல்லது, குறைந்தபட்சம் ஒரு பரிமாறுதலுக்கு 3 கி நார்ச்சத்து உள்ளதா எனக் கவனியுங்கள்.

3. **அதிகமான முழு தானியங்களையும் முழு தானிய தயாரிப்புகளையும் உண்ணுங்கள்.** பழுப்பு அரிசி, பார்லி, சிறு தானியங்கள் போன்றவற்றுக்கு மாறுங்கள்.

4. **விரைவான பயன்பாட்டிற்கு ஏற்ற பொட்டல மிட்ட அல்லது உறைய வைத்த காய்கறிகளைப் பயன்படுத்த முயலுங்கள்:** நறுக்கி, உறைய வைத்த காய்களைக் குழம்புகளில் கலந்து உண்ணுங்கள். பிஞ்சு கேரட்களையும் மக்காச் சோளத்தையும் இடைவேளை உணவுகளாக உண்ணுங்கள்.

5. **பயறுகளை அதிகமாக உண்ணுங்கள்:** உலர்ந்த பீன்ஸ், மொச்சை, பயறு வகைகளை அதிக மாக உணவில் சேர்த்துக்கொள்ளுங்கள். கடலைகளை வேகவைத்தோ உலர் வறுவ லாகவோ இடைவேளை உணவாக எடுத்துக் கொள்ளலாம்.

6. **இடைவேளை உணவுகளைப் பயன்படுத்திக் கொள்ளுங்கள்:** பசுமையான கனிகள், உலர் கனிகள், சமைக்காத காய்கறிகள், கொழுப்புக்

குறைவான மக்காச் சோளப் பொறி (பாப்கார்ன்), அரிசிப்பொறி முழு தானிய பிஸ்கெட்டுகள் ஆகியவை நல்ல நார்ச் சத்துள்ள மூலங்களாகும்.

7. **ஒவ்வொரு வேளை சாப்பாட்டிலும் கனிகளை உண்ணுங்கள்:** நெல்லிக்காய், ஆப்பிள், வாழைப்பழம், ஆரஞ்சு, பேரிக்காய் போன்றவை நல்ல நார்ச்சத்து ஆதாரங்கள்.

8. *குறைவான நார்ச்சத்துள்ள சேர்மானங்களுக்குப் பதிலாக அதிக அளவு நார்ச்சத்துள்ள உணவை உண்ணுங்கள்.* வெண்ணிற அரிசிக்குப் பதிலாக பழுப்பு அரிசியும், வெள்ளை மைதாவுக்குப் பதிலாக முழு கோதுமை மாவையும் பயன்படுத்துங்கள். குழம்புகள், சூப்புகள், காய்கலவைகள் ஆகியவற்றில் கூடுதல் காய்கறிகளையும் பயறுகளையும் சேர்த்துக்கொள்ளுங்கள்.

வயிறு ஊதலையும் வாயுப் பிரச்சினைகளையும் தவிர்ப்பதற்கு, நார்ச்சத்து உட்கொள்வதைப் படிப்படியாக அதிகரியுங்கள். மேலும், மலச் சிக்கலை தவிர்ப்பதற்கு அதிகமாகத் தண்ணீர் குடியுங்கள்.

கிடைக்கின்றன: பொடி; மாவு. பொடியை தயிர், உணவு தானியம், சூப்கள் அல்லது சலாட்டுகள் (காய் கலவைகள்) மீது தூவிப் பயன்படுத்துங்கள். மாவை ரொட்டியிலும் இதர அடுமனைப் பண்டங்களிலும் சிறிது

மாவாகச் சேர்த்துக்கொள்ளுங்கள். ஆளிவிதையில் அதிக அளவு கொழுப்பு இருப்பதால், சில அடுமனைப் பண்டங்களில் வழக்கமான கொழுப்புக்குப் பதிலாகப் பகுதி யாகவோ முழுமையாகவோ இந்த மாவைப் பயன்படுத்திக்கொள்ளலாம். எனினும், ஆளி விதை மலமிளக்கி பண்பு கொண்டது. எனவே, அரை மேசைக் கரண்டியிலிருந்து தொடங்கி, படிப்படியாக அதிகரித்து அதிகபட்சமாக ஒரு நாளைக்கு 2 மேசைக் கரண்டிகள்வரை மட்டுமே பயன்படுத்துங்கள் – உங்கள் மருத்துவர் வேறு விதமாக அறிவுறுத்தினால் தவிர.

- **ஆளிவிதை எண்ணெய்.** ஆளிவிதை எண்ணெய் மூலம் ஒமேகா-3 கொழுப்பு அமிலங்களின் பலன்களை நீங்கள் பெற்றுக்கொள்ளலாம். எனினும், நார்ச்சத்து அல்லது லிக்னான்கள் அதில் கிடைக்காது – அது லிக்னான்கள் செறிவூட்டிய பொருளாக இருந்தாலொழிய. மேலும், அது வெப்பத்தால் விரைவில் வேதி மாற்றங்கள் அடையக்கூடியது. எளிதாக எரியக்கூடியது என்பதால், காய்க் கலவைத் தூவல்கள் (சலாட் டிரஸ்ஸிங்) மூலம் குளிர்ந்த உணவுகளில் பயன்படுத்துவதற்கு அல்லது சூப் போன்ற சூடான உணவுகளுடன் சமைத்த பிறகு சேர்ப்பதற்கு அது மிகவும் நல்லது. ஆளிவிதையும் அதன் எண்ணெயும் வெப்பத்தால் விரைவில் கெட்டுவிடும். எனவே, தவறாமல் அவற்றைக் குளிர் பெட்டிக்குள் வைத்துப் பாதுகாக்கவேண்டும்.

ஒரு கரண்டி சோயா

சோயா பீன்ஸ் அசலில் பயறு வகையைச் சேர்ந்தது. எனினும், அதன் புகழ் காரணமாக தனியொரு வகை தானியமாகக் கருதப்படுகிறது. இருப்பினும், கொலஸ்டிரால், இதய நோய் மீதான அதன் சாத்தியமுள்ள பலனும், மார்பகப் புற்றுநோய் மீதான அதன் தாக்கமும் சர்ச்சைக்குரியவை. ஆனால் சோயா ஒரு கொழுப்புக் குறைந்த புரதச்சத்தின் சிறந்த மூலாதாரமாக இருக்கிறது. ஆகவே அதிகமான நிறைவுற்ற கொழுப்பும் கொலஸ்டிராலும் உள்ள இறைச்சிக்குப் பதிலாக சோயாவைப் பயன்படுத்தினால், அது - நேரடியாக இல்லாவிட்டாலும் – உங்களின் இதய நோய் அபாயத்தை மறைமுகமாகக் குறைக்கலாம். சில சோயா தயாரிப்புகளில் நார்ச்சத்தும் உள்ளன.

கொலஸ்டிரால். அண்மையில், ஒரு பத்தாண்டு ஆய்வுகளை மறுபரிசீலனை செய்த அமெரிக்க இதயக் கழகம் பின்வரும் முடிவுக்கு வந்தது: கொலஸ்டிராலைக் குறைக்கும் ஆற்றல் கொண்டிருப்பதாக நீண்டகாலம் நம்பப்பட்ட சோயா புரதம் உண்மையில் கொலஸ்டிரால் அளவுகளைக் குறைப்பதில் எந்தவொரு செல்வாக்கும் செலுத்துவதில்லை. உயர் அடர்த்தி யுள்ள லிப்போப்ரோட்டீன் (எச்டிஎல் அல்லது 'நல்ல') கொலஸ்டிரால், ட்ரைகிளிசரைடுகள் அல்லது இரத்த அழுத்தம் தொடர்பாக அது எந்த ஒரு பலனும் கொண்டிருக்கவில்லை. அதிக அளவில் சோயா உண்டபோதும் அது குறைந்த அடர்த்தியுள்ள லிப்போப்ரோட்டீன் (எல்டிஎல்

அல்லது 'கெட்ட') கொலஸ்டிரால்மீது சிறிதளவு தாக்கத்தை மட்டுமே கொண்டிருந்தது. இந்த ஆராய்ச்சி முடிவுகளால், உணவு தயாரிக்கும் நிறுவனங்கள் சோயா அடிப்படையிலான உணவுகளின் ஒட்டுவில்லை (லேபிள்) மீது கொலஸ்டிரால் குறைப்புப் பலனை விளம்பரப் படுத்திக் காட்டுவது தொடர்பான விதிமுறைகளை அமெரிக்க உணவு மற்றும் மருந்து நிர்வாகக் கழகம் (எஃப்டிஏ) மறுபரிசீலனை செய்வதற்கு வழிவகுக் கலாம்.

மார்பகப் புற்றுநோய். சில ஆய்வுகளின்படி, சோயா உணவுகள் உண்பது மார்பகப் புற்றுநோயைத் தடுக்க உதவுவதாகச் சுட்டப் படுகிறது. எனினும், பிற ஆய்வுகள், மார்பகப் புற்றுநோய்க்கான அதிக அபாயமுள்ள அல்லது மார்பகப்புற்று வரலாறு உள்ள பெண்களுக்கு சோயா உணவுகள் கெடுதல் தரலாம் எனச் சுட்டுகின்றன. இதற்கான ஆதாரங்கள் பெரிய அளவில், பல ஆசிய நாடுகளில் குறைவான மார்பகப் புற்றுநோய் விகிதம் உள்ளதைக் காட்டும் ஆய்வுகளிலிருந்து பெறப்படுகின்றன. ஆனால், இதற்கான அடிப்படைக் காரணம் சோயாவா, ஆசிய உணவுமுறையின் பிறிதொரு அம்சமா அல்லது வாழ்க்கை முறையா என்பன குறித்து இன்னும் உறுதிப்படுத்த முடியவில்லை.

சரி, இதனால் நாம் என்ன செய்ய வேண்டும்? சோயா உணவுகளை நீங்கள் விரும்பி உண்பவராக இருந்தால், அவற்றை மிதமான அளவு உண்பது நியாயமான விஷயம். ஆனால், உங்களுக்கு

மார்பகப் புற்றுநோய் இருந்தால் (அல்லது இருந்திருந்தால்) உங்கள் மருத்துவரை அணுகி ஆலோசனை பெற்றுக்கொள்ளுங்கள். அத்துடன், சோயா உணவுகளை உண்ணுங்கள் – துணைச்சத்துத் தயாரிப்புகளை அல்ல.

சோயா உணவுகள். கொழுப்புக் குறைந்த, புரதம் செழுமையாக உள்ள உணவு உங்களுக்கு வேண்டு மென்றால், மளிகைக் கடைகளிலும் ஆரோக்கிய உணவுக் கடைகளிலும் சூப்பர் மார்க்கெட்டுகளிலும் உள்ள சோயா உணவுகளை நீங்கள் வாங்கிப் பயன்படுத்தலாம். உங்களுடைய வழக்கமான உணவில் சோயா சேர்ப்பதற்கு, பின்வரும் ஆலோசனைகளைக் கடைப்பிடிக்க முயலுங்கள்:

- சூப்களில் அல்லது அப்பங்களில் அல்லது கரைத்த மாவுகளில் சோயா பாலைப் பயன் படுத்துங்கள். உங்களுடைய தானியக் கஞ்சிகளில் அதைப் பயன்படுத்திப் பாருங்கள்.
- உங்களுக்குப் பிடித்தமான உணவுகளில், ஏற்கனவே வேகவைத்த சோயா பீன்ஸுகளைச் சேர்த்து உண்ணுங்கள்.
- வறுக்கும் உணவுகளில் முட்டைகளுக்குப் பதிலாக, ஒரு முட்டைக்கு 1 மேசைக்கரண்டி சோயா மாவும் 2 மேசைக்கரண்டிகள் தண்ணீரும் சேர்த்துப் பயன்படுத்துங்கள்.
- சோயா தயிர் (டோஃபு), சோயா மில்க்ஷேக் அல்லது ஒரு கைப்பிடி நிறைய, வறுத்த சோயா பருப்புகளை இடைவேளைத் தீனியாக உண்ணலாம்.

- குழம்புகளில் டோஃபு பயன்படுத்தலாம்; அல்லது கொத்துமுட்டை போன்று அதைச் சமைக்கலாம்.

- கொத்துக்கறியாக்கப்பட்ட சோயா புரதத்தைப் பயன்படுத்திப் பாருங்கள். அது, கடைகளில்

பயறுகள் என்பன யாவை?

லெக்யூம்ஸ் என்னும் ஆங்கிலச் சொல் ஒரு தாவரக் குடும்பத்தைக் குறிக்கிறது – பயறுகள், பருப்புகள், பட்டாணிகள் உள்பட. இவற்றின் விதைகள் விதைப்பைக்குள் வளர்ச்சியடைகின்றன. எளிதாகச் சேமித்து வைப்பதற்கு வழக்கமாக உலர்த்தப்படுகின்றன. பெரும்பாலான பயறுகள் குறைவான கொழுப்பும் உயரளவு நார்ச்சத்தும் கொண்டுள்ளன. மேலும் புரதம், வைட்டமின் பி வகைகள், பொட்டாசியம், இரும்புச்சத்து, மெக்னீசியம், தாவர வேதிப் பொருள்கள் ஆகியவற்றையும் அதிக அளவு கொண்டுள்ளன. பயறுகளில் உள்ள நார்ச்சத்துகள் கொலஸ்டிரால் அளவைக் குறைப்பதற்கும் இரத்த சர்க்கரை அளவுகளை முறைப்படுத்து வதற்கும் உதவலாம். சோயா பீன்ஸ், நிலக்கடலை, உலர்ந்த பீன்ஸ், பொட்டுக்கடலை, தட்டப்பயிறு, பட்டாணி, கொண்டைக்கடலை போன்ற பயறுகள் பல்வேறு பயன்பாடுகளைக் கொண்டுள்ளன. அதேவேளை விலை குறைவாகவும் உள்ளன. அவை, கூடுதலான நிறைவுற்ற கொழுப்பும் கொலஸ்டிராலும் கொண்ட இறைச்சிக்கு ஓர் ஆரோக்கியமான மாற்றாக விளங்குகின்றன.

உள்ள உறைநிலை உணவுப் பிரிவில் வைக்கப் பட்டிருக்கும். அரைத்த இறைச்சியைப் போன்று தோற்றம் கொண்டிருக்கும். அதைப் பர்கர், பீஷா, சப்பாத்தி, தோசை போன்றவற்றில் எளிதாக இறைச்சிக்குப் பதிலாகப் பயன்படுத்தப் படலாம்.

- சோயா மாவை சப்பாத்தி, தோசை, இட்லி ஆகியவற்றின் மாவுகளில் கலந்து சமைக்கலாம். மீல்மேக்கர், நியூட்ரில்லா போன்ற பெயர்களில் வரும் சோயாப் பொருட்களை அன்றாடச் சமையலில் பயன்படுத்தலாம்.

உங்களுடைய வழக்கமான உணவுகளில் சோயா புரதத்தைச் சற்று சேர்த்துக்கொள்வது எளிதான விஷயம்.

பலன் நிறைந்த மீன்கள்

சிலவகை மீன்களில் ஒமேகா-3 கொழுப்பு அமிலங்கள் செறிவாக உள்ளன. எனவே இவற்றை உண்பது உங்களுடைய இதய நோயையும் திடீர் மாரடைப்பால் ஏற்படும் மரண அபாயங்களையும் குறைக்கும். மேலும், ஒமேகா-3 கொழுப்பு அமில வகைகள் உங்களுடைய மிகை இரத்த அழுத்தத்தைச் சிறிது குறைப்பதோடு, சீரற்ற இதயத்துடிப்பு உங்களுக்குள் உருவாக்கும் அபாயத்தையும் குறைக்கலாம்.

65 வயதுக்கு மேற்பட்ட சுமார் 4000 ஆண், பெண்களைக் கொண்டு நடத்தப்பட்ட ஓர் ஆய்வில், குறைந்தளவு வாரம் ஒருமுறையாவது எண்ணெய்

மிகுந்த சிலவகை மீன்கள் உட்கொண்டவர்களுக்கு, மற்றவர்களைவிட, மரணத்தில்விடும் மாரடைப்பு அபாயம் கணிசமான அளவு குறைந்திருக்கிறது எனத் தெரிய வருகிறது.

கொழுப்புக் குறைவான உணவின் ஒரு பகுதி யாக வாரந்தோறும் குறைந்தஅளவு இரண்டு பரிமாறுதல் (பொறிக்கப்படாத) மீன்கள் – குறிப்பாக, எண்ணெய் மிகுந்த மீன்கள் – உண்பதை அமெரிக்க இதயக் கழகம் பரிந்துரைக்கிறது. இது இதயநாள நோயால் ஏற்படும் மரண அபாயத்தைக் குறைக்கலாம். ஒரு பரிமாறுதல் மீன் என்பது சுமார் 3 அவுன்சுகள் (சுமார் 90 கிராம்) அளவாகும்.

உங்களுக்கு இதய நோய் அல்லது உயரளவு ட்ரைகிளிசரைடுகள் இருப்பின், மீன் எண்ணெய் துணைச்சத்துத் தயாரிப்புகள் உங்களுக்கு உதவுமா என்று மருத்துவரிடம் கேளுங்கள். ஆம் என்று கூறினால், அதை நாள்தோறும் எவ்வளவு உண்ண வேண்டும் எனக் கேளுங்கள். மீன் எண்ணெய் துணைச் சத்துத் தயாரிப்புகள் சாதாரணமாகப் பொது மக்களுக்குப் பரிந்துரைக்கப்படுவதில்லை. அதிகமான அளவுகளில் அதை உட்கொள்வது இரத்தப் போக்குக்கு வழிவகுக்கும். எனினும், இது வழக்கமாக நிகழ்வதில்லை.

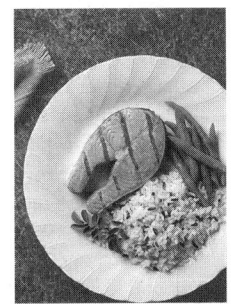

அதுமட்டுமல்ல, ஒமேகா-3 அமிலங்கள் சிலவகை புற்றுநோய்கள் ஏற்படும்

ஒமேகா-3 அமிலங்களைப் பெறுவது எப்படி?

ஒமேகா-3 கொழுப்பு அமிலங்கள் செறிவாகவுள்ள மீன்களை உண்பதால் இதய நோயின் அபாயம் உங்களுக்குக் குறையலாம். உயரளவு ஒமேகா-3 கொழுப்பு அமிலம் கொண்ட மீன் வகைகளில் ஆன்கோவீஸ், நீல மீன், முள்மீன், சால்மோன், சாளை (மத்தி), நன்னீர் மீன்கள் (ஏரிகளிலும் குளங்களிலும் வளரும் வகை), வெண்மீன் உள்ளிட்ட பலவகை* அடங்கும்.

தாவர வகை ஒமேகா-3 அமிலங்களில் வால்நட் (முழுவதுமோ எண்ணெய்யாகவோ), ஆளிவிதை (ஃபிளாக்ஸ்சீட், அரைத்தது மற்றும் எண்ணெய்), சோயா பீன்ஸ் (முழுவதுமோ எண்ணெய்யாகவோ), டோஃபு, கனோலா எண்ணெய் போன்ற பலவும் அடங்கும். எனினும், தாவர ஆதாரங்களைவிட மீன்களிலிருந்து கிடைக்கும் ஒமேகா-3 அமிலங்களை உங்களுடைய உடல் கூடுதல் திறனுடன் பயன்படுத்தலாம்.

* பாதரச அளவுகள் காரணமாக, ஆல்பகோர் (வெள்ளை) டியூனா வகையை ஒரு வாரத்திற்கு 6 அவுன்சுகளுக்கு மேல் உண்ண வேண்டாம் என்று அமெரிக்க மருந்து நிர்வாகம் பரிந்துரைக்கிறது. எனினும், கர்ப்பிணிப் பெண்கள் அனைத்துவித டியூனா வகையையும் முற்றிலும் தவிர்க்க வேண்டும் என்று வல்லுநர்கள் சிலர் அறிவுறுத்து கின்றனர். மேலும், கர்ப்பிணிப் பெண்கள் (அல்லது, கர்ப்பம் ஆவதற்குத் திட்டமிடுபவர்கள்), பாலூட்டும் தாய்மார்கள், சிறு குழந்தைகள் கண்டிப்பாகப் பெரிய கண்டெங்கெழுத்தி மீன், சுறா, கத்தி மீன், ஓடு மீன் ஆகியவற்றை - அவற்றின் பாதரச அளவுகள் காரணமாக - தவிர்க்கவேண்டும் என்று எஃப்டிஏ அறிவுறுத்துகிறது. மேலும், மீனில் உள்ள பாதரச அளவுகள் குறித்து உள்ளூர் ஆலோசனை களைக் கேளுங்கள்.

அபாயத்தைக் குறைக்கக் கூடியவையா, ருமடாய்டு மூட்டழற்சி போன்ற பிற நோய்கள் தொடர்பாக நல்ல பலன்களைக் கொண்டுள்ளனவா என்பது பற்றி ஆராய்ச்சி யாளர்கள் ஆய்வுகள் மேற்கொண்டு வருகின்றனர்.

குறைந்தளவு கொழுப்புள்ள பால்பொருள்கள்

பால் மற்றும் பிற பால்பொருள்கள் உங்களுக்குப் புரதம், கால்சியம் (எலும்பு ஆரோக்கியத்திற்கு இன்றியமையாதது), பி வைட்டமின்கள் ஆகிய வற்றை வழங்குவதோடு உங்களுடைய உடலுக்குத் தேவையான செலினியம், துத்தநாகம், பாஸ்பரஸ், மெக்னீசியம் போன்ற தாதுக்களையும் வழங்கு கின்றன. பாக்கெட்டுகளில் வரும் பால் மற்றும் பால்பொருள்கள் பெரும்பாலும் வைட்டமின் டி கொண்டு செறிவூட்டப்பட்டதாக இருக்கின்றன. இது, உங்கள் உடலில் கால்சியத்தை உறிஞ்சுவதற்கு உதவுகிறது. கொழுப்புக் குறைவான, கொழுப்பு இல்லாத பால் வழக்கமாக ஏ வைட்டமின் கொண்டு செறிவூட்டப்பட்டதாக இருக்கின்றன. ஏனெனில், பாலிலிருந்து கொழுப்பு நீக்கப்படும்போது அதிலுள்ள ஏ வைட்டமினும் நீங்கிவிடும்.

கொழுப்பு நீக்கப்படாத பால்பொருள்கள் அதிக அளவு கொழுப்பைக் கொண்டுள்ளன – குறிப்பாக, நிறைவுற்ற கொழுப்பு மற்றும் கலோரிகள். ஒரு சதவீதப் பாலைவிட இரண்டு சதவீத பாலில் கூடுதல் கொழுப்பும் கலோரிகளும் உள்ளன. கொழுப்பு நீக்கப்பட்ட பால்பொருட் களில் பாலில் உள்ளது போன்றே ஊட்டச்சத்துகள்

உள்ளன. அதேவேளை கொழுப்பும் உபரி கலோரி களும் அவற்றில் இருப்பதில்லை.

தாவர ஸ்டீரால்கள் அல்லது ஸ்டேனால்கள் கொண்டு செறிவூட்டப்பட்ட உணவுகள்

தாவர ஸ்டீரால்கள் அல்லது ஸ்டேனால்கள், கொலஸ்டிரால் உறிஞ்சப்படுவதைத் தடுக்க உதவும் தாவரங்களில் உள்ள சில பொருள்கள் ஆகும். எனவே இதைக் கொண்டு செறிவூட்டப் பட்ட உணவுகளை அதிக அளவு எல்டிஎல் ('கெட்ட') கொலஸ்டிரால் உடையவர்களுக்கு அமெரிக்க இதயக் கழகம் பயனுள்ள மாற்றாகப் பரிந்துரைக்கிறது. செறிவூட்டப்பட்ட உணவு களில் உள்ள தாவர ஸ்டீரால்கள் அல்லது ஸ்டேனால்கள் அசலில் ட்ரைகிளிசரைடு அளவுகள் மீது அல்லது எச்டிஎல் ('நல்ல') கொலஸ்டிரால் மீது எந்தச் செயல்திறனும் கொண்டிருப்பதாகத் தெரியவில்லை.

மார்ஜரின் (வேர்க்கடலை வெண்ணெய்) மார்மலேட் (ஆரஞ்சு தோல் ஜாம்), ஆரஞ்சுப் பழச்சாறு போன்ற பல்வேறு உணவுகளையும் பானங்களையும் ஸ்டீரால்கள் அல்லது ஸ்டேனால்கள் கொண்டு செறிவூட்டப்பட்ட உணவுகள் என்று கூறி சந்தைப்படுத்துகின்றனர். நல்ல பலன் பெறுவதற்கு, நாள்தோறும் உங்கள் இதய-ஆரோக்கிய உணவுடன் சேர்த்து சுமார் 2 கிராம்கள் தாவர ஸ்டீரால்கள் அல்லது ஸ்டேனால்கள் பயன்படுத்தவேண்டும்.

பசுமையான கீரைகள், காய்கறிகள் போன்ற பிற உணவுகளிலிருந்தும் கால்சியம் பெற்றுக்கொள்ளலாம். எனினும், பால்பொருள்களே மிகச் செறிவான கால்சியம் இருப்பிடமாக உள்ளது. கால்சியம் செறிவான உணவு எலும்புத் தேய்மான நோய் (ஆஸ்டியோபோரோஸிஸ்) உள்ளிட்ட பல நோய்கள் ஏற்படும் அபாயத்தைக் குறைக்கலாம். மேலும், போதிய அளவு கால்சியம் - குறிப்பாக, கொழுப்புக் குறைவான உணவுகளில் உள்ள கால்சியம் – உட்கொள்வது மிகை இரத்த அழுத்தம், மூளைத்தாக்கு, பெருங்குடல் புற்றுநோய், சிறுநீரகக் கல் ஆகிய வற்றைத் தடுப்பதற்கு உதவுகிறது என நம்புவதற்கு சான்றுகள் உள்ளன.

எனினும், உயரளவு கால்சியம் - அதுவும் முக்கியமாக துணைச்சத்துப் பொருள்கள் மூலமாக – உட்கொள்வது கடுமையான புரோஸ்டேட் சுரப்பி புற்றுநோய் ஏற்படும் அபாயத்தை அதிகரிக்கலாம் எனச் சில சான்றுகள் தெரிவிக்கின்றன என்று அமெரிக்கப் புற்றுநோய்ச் சங்கம் கூறுகிறது. மறுபுறம், இதற்கு முரணான ஆய்வு முடிவுகளும் உள்ளன. புரோஸ்டேட் சுரப்பிப் புற்றுநோய் ஏற்படும் அபாயம் உள்ள ஆண்கள் கொழுப்புக் குறைவான அல்லது கொழுப்பு இல்லாத உணவுகளிலிருந்து போதிய அளவு கால்சியத்தைப் பெற்றுக்கொள்ளலாம்.

சில பால்பொருள்களில் புரோபயோடிக்குகள் என்பவையும் உள்ளன (பார்க்க, *சில புழக்கச் சொற்களின் வரையறை, ப. 10*). தயிர், மோர் போன்ற உறைவூட்டிய பால்பொருள்களில் புரோபயோடிக்

பாக்டீரியா உள்ளன. இவை குடல்பாதையினுள் நல்ல பாக்டீரியாவின் சமநிலையை பராமரிப்பதற்கு உதவுகின்றன. அத்துடன் பாலில் உள்ள சர்க்கரை வகையான லாக்டோஸ் செரிமானத்திற்குத் துணைபுரியலாம்; மேலும், அவை குடல் அழற்சி நோய்களில் பயனுள்ள இடத்தை வகிக்கின்றன.

ஈர்ப்புமிக்க கொட்டைகள்

பெரும்பாலான கொட்டைகள் அசலில் மரங்களி லிருந்து பெறப்படும் விதைகள் அல்லது உலர்கனி களாகும். பெரும்பாலோர் கொட்டை வகையாகக் கருதும் நிலக்கடலை உண்மையில் பயறு வகையைச் சேர்ந்தது. கொட்டைகள் தாவரங்களிலிருந்து பெறப்படுவதால் அவற்றில் கொலஸ்டிரால் இல்லை.

கொட்டைகள் உயரளவு கலோரிகள் கொண் டுள்ளன என்பதில் ஐயமில்லை. எனினும், அவற்றில் ஏராளமான ஊட்டச்சத்துகளும் உள்ளன. சில கொட்டைகள் தயமின், நியாஸின், பாஸ்பரஸ், துத்தநாகம், வைட்டமின் பி வகைகள் ஆகிய வற்றுக்கு நல்ல இருப்பிடமாக விளங்குகின்றன. வேறு சில கொட்டைகள் செலினியம், தாமிரம், மெக்னீசியம், மாங்கனீஸ், இ வைட்டமின் ஆகிய வற்றுக்கு ஓர் அருமையான இருப்பிடமாக விளங்குகின்றன.

கொட்டைகளில் தாவரச் சேர்மங்கள் செறிவாக உள்ளன. எடுத்துக்காட்டாக, அனைத்துக் கொட்டைகளிலும் உள்ள ஃபிலாவோனாய்டுகள். இவை உங்கள் உடலில் புற்றுநோய், இதய மற்றும்

இரத்தநாள நோய்க்கு வழிவகுக்கும் பொருள்கள் உருவாக்குவதைக் குறைக்க உதவுகின்றன.

கொட்டைகள் பார்ப்பதற்கு சிறிதாக இருந்தாலும் தாவரங்களிலிருந்து கிடைக்கும் புரதங்களில் மிகவும் சிறந்தது. அவை பொதுவாக உயரளவு கொழுப்பு கொண்டுள்ளன என்பது உண்மைதான். ஆனால், கொட்டைகளில் உள்ள கொழுப்பு பெரும்பாலும் ஒருமுனை நிறைவுறா வகையைச் சார்ந்தது. நிறைவுற்ற கொழுப்பு

ஒரு நாளைக்கு உங்களுக்கு எவ்வளவு கால்சியம் தேவை?

கீழே பரிந்துரைக்கப்பட்ட அன்றாட அளவுகள் சராசரி மனிதருக்கு உரியன. மேலும், அனைத்து உணவுப் பொருள்களிலிருந்தும் கிடைக்கும் கால்சியம் அதில் அடங்கும்: (மேலும் பார்க்க, எலும்பு மெலிவு நோய், ப. 73)

வயது நிலை	ஆணும் பெண்ணும்	கர்ப்பம் அல்லது பாலூட்டுதல்
19 முதல் 50 வரை	1000 மிகி/நாள்	–
51 அல்லது அதற்கு கூடுதலாக	1200 மிகி/நாள்	–
மற்றவை		1000 மிகி/நாள்

ஆதாரம்: இண்டியன் கவுன்சில் ஆஃப் மெடிக்கல் ரிசர்ச்

நோயை எதிர்க்கும் உணவுகள்

ஒரு அவுன்சு அளவில் எத்தனை கொட்டைகள்?

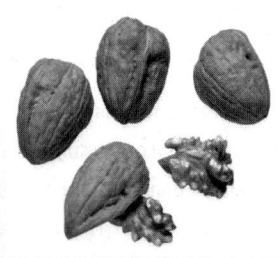

கொட்டைகளில் ஒரு பரிமாறுதல் என்பது பொதுவாக 1 அவுன்சு எனக் கருதப்படுகிறது. பொதுவான வகைகளில் சில இங்கே தரப்பட்டுள்ளன. அவற்றில் உயரளவு கலோரி இருப்பதால், இறைச்சி போன்ற பிற உணவுகளுக்கு 'மாற்றாக' கொட்டைகளை உண்ணுவதற்கு முன்னுரிமை தரலாம்.

கொட்டை வகை (உலர் வறுவல்)	எத்தனை = 1 அவுன்சு (சுமாராக)	1 அவுன்ஸில் உள்ள கலோரிகள் (சுமாராக)
பாதாம் கொட்டை	22 முழு கொட்டைகள்	170
முந்திரி	18 கொட்டைகள்	165
நிலக்கடலை	30 சிறிய கொட்டைகள்	165
பெக்கான் கொட்டை	10 அரை கொட்டைகள்	200
வால்நட்	7 அரை கொட்டைகள்	185

* ஒரே வகை கொட்டைகளில் எண்ணெய்யின்றி (உலர் வறுவல்) வறுக்கப்பட்டதற்கும் எண்ணெயில் வறுக்கப்பட்டதற்கும் சிறிய அளவிலேயே கலோரிகள் வேறுபாடு உள்ளது.

கொழுப்புகள்: நல்லதும் கெட்டதும்

கொலஸ்டிராலும் கொழுப்பும் மிகுதியாக, குறிப்பாக நிறைவுற்ற மற்றும் ட்ரான்ஸ் கொழுப்புகள் உள்ள உணவு இரத்த நாளம் கடினமாதலைத் தூண்டுகிறது. அதாவது, உங்கள் இரத்த நாளங்களில் கொழுப்புப்படிவு உருவாகிறது. ஒரு சராசரி மனிதர் தினமும் மூன்று முதல் ஐந்து பரிமாறுதல் (ஒரு பரிமாறுதல் என்பது 1 தேக்கரண்டிக்குச் சமம்) அளவு மட்டுமே கொழுப்பு உட்கொள்ளவேண்டும் என்பதைப் பெரும்பாலான வல்லுநர்கள் ஏற்கின்றனர். நீங்கள் எடையைக் குறைக்க முயல்பவராக இருந்தால், இதில் 3 பரிமாறுதலுக்கு மேல் எடுத்துக்கொள்ளாதீர்கள். ஏனெனில், ஒரு கிராம் கொழுப்பில் 9 கலோரிகள் உள்ளன.

நிறைவுற்ற மற்றும் ட்ரான்ஸ் கொழுப்பு குறைவான அல்லது அறவே இல்லாத ஒருமுனை-நிறைவுறாக் கொழுப்புகள் உள்ள தயாரிப்புகளை நாடுங்கள். இதற்காக லேபிள்களை (விவர வில்லைகளை) கவனியுங்கள். எனினும், எல்லாவிதக் கொழுப்புகளும் உயரளவு கலோரிகள் கொண்டுள்ளன என்பதை மறந்துவிட வேண்டாம். இதோ கொழுப்புகள் இவ்வாறுதான் வேறுபடுகின்றன:

- **ஒருமுனை-நிறைவுறாக் கொழுப்புகள் (நல்ல கொழுப்புகள்).** இவை, மொத்த மற்றும் 'கெட்ட' எல்டிஎல் கொலஸ்டிரால் அளவைக் குறைக்க உதவுகின்றன. மேலும்,

கூடுதலான ஆக்சிஜனேற்ற எதிர்ப்புத்திறன் கொண்டுள்ளன. ஆக்சிஜனேற்றவினை (ஆக்சிடேஷன்) இதயநாளச் சுவர்களில் கொழுப்பு மற்றும் கொலஸ்டிரால் உறிஞ்சப் படுவதை ஊக்குவிக்கிறது; இதயநாளத்தை அடைக்கும் கொழுப்புப் படிவுகள் வளர்வதை விரைவுடுத்துகிறது. ஒருமுனை நிறைவுறாக் கொழுப்புகள் முக்கியமாக ஆலிவ், கனோலா, நிலக்கடலை எண்ணெய்களிலும் பெரும் பாலான கொட்டைகளிலும் வெண்ணெய்ப் பழங்களிலும் (பட்டர் ஃபுரூட்) உள்ளன.

- **பலமுனை நிறைவுறாக் கொழுப்புகள்.** இவை, மொத்த மற்றும் 'கெட்ட' எல்டிஎல் கொலஸ் டிரால் அளவைக் குறைக்க உதவுகின்றன. அவை முக்கியமாக எள், சூரியகாந்தி, சோயா, பருத்தி விதை போன்ற தாவர எண்ணெய் களில் உள்ளன.
- **நிறைவுற்ற கொழுப்புகள்.** இவை, மொத்த மற்றும் 'கெட்ட' எல்டிஎல் கொலஸ்டிரால் அளவுகளை உயர்த்துகின்றன. அவை முக்கிய மாக சிவப்பு இறைச்சி, பெரும்பாலான கொழுப்பு நீக்கப்படாத பால்பொருள்கள் (வெண்ணெயும் நெய்யும் இதில் அடங்கும்), முட்டையின் மஞ்சள் பகுதி ஆகியவற்றிலும் தேங்காய், பனை மற்றும் பிற வெப்ப மண்டலத் தாவர எண்ணெய்களிலும் கிடைக்கின்றன.
- **ட்ரான்ஸ் கொழுப்புகள்.** இவை ஹைட்ரஜன்

ஏற்றம் பெற்ற (ஹைட்ரோஜினேடட்) அல்லது பகுதி-ஹைட்ரஜனேற்றம் பெற்ற தாவர எண்ணெய் என்றும் அழைக்கப்படு கின்றன. இவை, 'கெட்ட' எல்டிஎல் கொலஸ்டிரால் அளவை உயர்த்துவதோடு, 'நல்ல' எச்டிஎல் கொலஸ்டிரால் அளவைக் குறைக்கின்றன. இதனால் இதய நோயின் அபாயம் அதிகரிக்கின்றன. அவை முக்கிய மாக வனஸ்பதியிலும் (டால்டா) மிருகக் கொழுப்புகளிலும் அவற்றால் செய்யப் படும் தயாரிப்புகளிலும் – பிஸ்கட்டுகள், கேக்குகள், பிற அடுமனைப் பண்டங்கள், வேஃபர்கள், வடகங்கள், மிட்டாய்கள், வணிக ரீதியாகத் தயாரிக்கப்படும் நொறுக்குத் தீனிகள், பிரெஞ்சு ஃப்ரைஸ் (உருளைக்கிழங்கு வறுவல்) போன்றவற்றில் உள்ளன. நீங்கள் மார்ஜரின் எனப்படும் வேர்க்கடலை எண்ணெய் பயன் படுத்தினால் அதில் கொழுப்புக் குறைந்த வகையை (ஒரு பரிமாறுதலுக்கு 5 கிராம் அல்லது அதைவிடக் குறைவான கொழுப்பு), அதுவும் ட்ரான்ஸ் கொழுப்பு இல்லாத வற்றைப் பயன்படுத்துங்கள். உணவுத் தயாரிப்புகளின் லேபிள்களில் இப்போது ட்ரான்ஸ் கொழுப்புகளின் அளவுகள் பட்டியலிடப்படுகின்றன. 0 கிராம் உள்ளதைத் தேர்ந்தெடுங்கள். கவனம்: இரண்டு முறைக்கு மேல் காயவைத்த எண்ணெயைப் பயன் படுத்தும்போது அதில் டிரான்ஸ் கொழுப்புகள் உருவாகின்றன.

களுக்குப் பதிலாக ஒருமுனை நிறைவுறாக் கொழுப்புகள் பயன்படுத்தப்படும்போது கொலஸ்டிரால் அளவைக் குறைக்க உதவுகிறது.

கொட்டைகள் எல்டிஎல் ('கெட்ட') கொலஸ்டிரால் அளவைக் குறைக்க உதவலாம் எனப் பல ஆய்வுகள் சுட்டுகின்றன. வால்நட்டுகளில் ஆல்ஃபா லினோலெனிக் அமிலம் எனப்படும் ஒமேகா-3 கொழுப்பு அமிலம் உள்ளது. வழக்கமாக கொட்டைகள் உண்ணாதவர்களைவிட அவற்றை உண்பவர்களுக்கு இதய நோய் அபாயம் குறைவாக இருக்கிறது எனப் பல ஆய்வுகள் தெரிவிக்கின்றன.

உங்கள் உணவில் அதிக அளவு கலோரிகளைச் சேர்க்காமல் கொட்டைகளைச் சேர்ப்பதற்கு, அவற்றைப் பிற உணவுகளுக்குப் பதிலாகவும் இடைவேளை உணவாகவும் உண்ணலாம். எடுத்துக்காட்டாக, இறைச்சிக்குப் பதிலாக சிறிது கொட்டைகளை உண்ணுங்கள் – 1 அவுன்ஸ் (சுமார் 30 கிராம் அல்லது கால் டம்ளர்) இறைச்சிக்குப் பதிலாக 1-அவுன்ஸ் கொட்டைகள். அல்லது, பிஸ்கட்டுகள் அல்லது சிப்ஸுகளுக்குப் பதிலாக கைப்பிடி அளவு கொட்டைகளை உண்ணலாம்.

நோய் எதிர்ப்புப் பானங்கள்

உங்களுக்குத் தேவைப்படும் பெரும்பாலான ஊட்டச்சத்துகளை உணவுகளிலிருந்து பெறுவதே மிகவும் சிறந்தது. எனினும், உங்களுடைய

ஊட்டச்சத்துத் தேவைகளைப் பூர்த்தி செய்வதற்கும் நோய் எதிர்ப்புப் பணியைச் செய்வதற்கும் உதவுகிற சில பானங்களும் உள்ளன.

தண்ணீர். உங்களுடைய உடல் வெப்பநிலையை முறைப்படுத்துவதற்கும், கழிவுகளை அகற்றுவதற்கும், ஆக்சிஜனையும் ஊட்டச்சத்துகளையும் செல்களுக்கு சுமந்து செல்வதற்கும், இன்னபிற செயல்பாடுகளை மேற்கொள்வதற்கும் தண்ணீர் தேவைப்படுகிறது. தண்ணீர் பற்றாக்குறையால் நீரிழப்பு ஏற்பட்டு, உங்கள் ஆற்றல் குன்றிவிடலாம். கடுமையான நீரிழப்பு உடல்நலத்துக்குப் பேராபத்தாக அமையலாம். போதிய நீர்ச்சத்து எடுத்துக் கொள்வது மூலம் சிறுநீரகக் கற்கள் போன்ற சில நோய்நிலைகளைத் தடுக்கலாம்.

தண்ணீரே மிகச்சிறந்த திரவ உணவாகும். அது எவ்வளவு உங்களுக்குத் தேவைப்படும் என்பது நீங்கள் உணவுகளிலிருந்தும் பானங்களிலிருந்தும் எவ்வளவு தண்ணீர் பெறுகிறீர்கள், எவ்வளவு உடற்பயிற்சி செய்கிறீர்கள், வறட்சியான பருவ நிலையில் வசிக்கிறீர்களா, பாலைவனப் பகுதிகள் போன்று வறண்ட காற்றுச் சூழலில் நீங்கள் பொழுதைக் கழிக்கிறீர்களா போன்றவற்றைப் பொறுத்து அமைகிறது. உங்களுடைய உடல் நிலையும் – எடுத்துக்காட்டாக, உங்களுக்குக் காய்ச்சல் அல்லது வயிற்றுப்போக்கு உள்ளதா என்பதும் – ஒரு காரணியாக அமைந்துள்ளது.

உங்களுக்குப் போதிய தண்ணீர் கிடைக்கிறதா என்பதைச் குத்துமதிப்பாகக் கணிப்பதற்கு

உங்களுடைய சிறுநீரின் நிறத்தைக் கவனியுங்கள். அது தெளிவாக அல்லது வெளிர் மஞ்சள் நிறமாக இருந்தால், பொதுவாக உங்களுக்குப் போதிய தண்ணீர் கிடைக்கின்றது எனப் பொருள். அது கரும் மஞ்சள் நிறத்துடன் இருந்தால், பொதுவாக இனி நீங்கள் போதிய அளவு தண்ணீர் குடிக்க வேண்டும் எனப் பொருள்.

இந்திய மருத்துவ ஆராய்ச்சிக் கழகத்தின் பரிந்துரையின்படி, வயதுவந்தவர் ஒரு நாளைக்கு 7 முதல் 10 டம்ளர் (2.5 முதல் 3 லிட்டர்) அளவுக்கு பானங்கள் (தண்ணீர் உள்பட) அருந்தவேண்டும். மேலும் காய்கறிகள், கனிகள் போன்ற உணவு வகைகளிலிருந்தும் உங்களுக்குச் சிறிதளவு தண்ணீர் கிடைக்கிறது. முதியவர்கள் நீர்ச்சத்துடன் இருப்பதற்கு கூடுதல் முயற்சி செய்யவேண்டி யிருக்கும். ஏனெனில், இளையவர்கள் அளவுக்கு தாகத்தை அவர்கள் உணரமாட்டார்கள்.

பால்: கால்சியமும் வைட்டமினும் பெறுவதற் குரிய மிகச்சிறந்த வழிகளில் ஒன்று, கொழுப்பு இல்லாத பால் அருந்துதல் ஆகும். இது, இதய நாளத்தை அடைக்கும் நிறைவுற்ற கொழுப்பு இன்றி எலும்பு மெலிவு நோயைத் (ஆஸ்டியோபோரஸிஸ்) தடுப்பதற்கு உதவுகிறது. மேலும் புரதம், பி வைட்டமின்கள், செலினியம், துத்தநாகம், பாஸ்பரஸ், மெக்னீசியம் போன்ற தாதுக்கள் ஆகியவற்றையும் வழங்குகிறது. *(பால் குறித்து மேலும் அறிய, பார்க்க, குறைந்தளவு கொழுப்புள்ள பால்பொருள்கள், ப.39.)*

தேநீர்: *கருப்பு, பச்சை மற்றும் ஊலாங் இலைத் தேநீர்கள் ஆக்சிஜனேற்றத் தடுப்பான்களுக்கு (ஆன்டிஆக்சிடன்ட்ஸ்) – குறிப்பாக ஃபிலாவோனாய்டுகளுக்கு - முக்கிய இருப்பிடமாக இருக்கின்றன. இது சில நோய்களுக்கான அபாயத்தைக் குறைக்க உதவும். பதப்படுத்துதல் ஆன்டிஆக்சிடன்ட் (ஆக்ஸிஜனேற்றத் தடுப்பு) அளவைக் குறைக்கிறது. கொதிக்க வைத்த கருப்பு, பச்சை அல்லது ஊலாங் தேயிலை வகைகளைவிட தயார்நிலை தேயிலைத் தூள்கள் அதிகம் பதப்படுத்தப்பட்டுள்ளன. கொதிக்க வைத்த சூடான தேநீரில் தயார்நிலை தேயிலையைவிட கூடுதல் ஃபிலாவோனாய்டுகள் (அத்துடன் கஃபைனும்) உள்ளன.*

சிலவகைப் புற்றுநோய்களின் வளர்ச்சிக்குத் தேவையான என்ஸைம் (நொதிப்பொருள்) செயல்பாட்டை மட்டுப்படுத்தும் ஒருவகை ஃபிலாவோனாய்டு பொருள் பச்சைத் தேயிலையில் செறிவாக உள்ளது. எனினும், இதுகுறித்த ஆய்வுகள் வெவ்வேறு முடிவுகளைக் காட்டுகின்றன. மேலும், பச்சை இலைத் தேநீரானது வார்ஃபேரின் (கௌமடின்) போன்ற இரத்தமிளக்கி மருந்துகளின் வீரியத்தைக் குறைக்கும் என வல்லுநர்கள் சிலர் எச்சரிக்கின்றனர். நீங்கள் வார்ஃபேரின் பயன்படுத்துபவராக இருப்பின், பச்சை இலைத் தேநீரின் சாத்தியமுள்ள ஆபத்துகளையும் பலன்களையும் குறித்து உங்கள் மருத்துவரிடம் கேளுங்கள்.

பச்சை, கருப்பு மற்றும் ஊலாங் இலைத் தேநீர்களின் பலன்களை – இதய ஆரோக்கியத்திற்கான

சாத்தியமுள்ள பலன்கள் உள்பட – கண்டறிவதற்கு நீண்ட கால, கட்டுப்படுத்திய – சூழல் ஆய்வுகள் தேவை. மேலும், நீங்கள் தேநீர் அருந்தி மகிழ்பவராக இருந்தால், அதை வழக்கமாக அருந்துவது ஒரு நியாயமான, ஆரோக்கியத் தெரிவாக இருக்கும்.

உணவுக்கும் மருந்துக்கும் இடையிலான வினைகள்: பம்ளிமாஸ் பழச்சாறு அருந்த வேண்டாம்

நீங்கள் பம்ளிமாஸ் பழச்சாற்றையும் பரிந்துரைக்கப்பட்ட மருந்துகளையும் ஒரே சமயத்தில் உட்கொண்டால், அந்தக் கலவை உங்கள் உடல்நலத்துக்கு அச்சுறுத்தலாக அமையலாம். இது முழு பம்ளிமாஸ், அதன் கலப்பு இரகங்கள், பிற பம்ளிமாஸ் பழத் தயாரிப்புகள் ஆகிய அனைத்துக்கும் பொருந்தும்.

பம்ளிமாஸ் பழச்சாறு பல மருந்துகளின் வினைகளை மாற்றலாம். எடுத்துக்காட்டாக, கொலஸ்டிராலைக் குறைக்கப் பயன்படுத்தப் படும் ஸ்டாடின்கள் இதயச் செயலிழப்பு, நெஞ்சுவலி, இரத்தமிகை அழுத்தம் ஆகியவற்றுக்குப் பயன்படுத்தப்படும் ஃபெலோடிப்பின் (பிலென்டில்). எனவே, உங்கள் மருத்துவர் அல்லது மருந்தாளுநரின் அனுமதியின்றி நீங்கள் மருந்துகளுடன் சேர்த்து பம்ளிமாஸ் பழத் தயாரிப்புகளை உட்கொள்ளக் கூடாது.

பழச்சாறு: பலவகையான பழச்சாறுகளில், எடுத்துக்காட்டாக ஆரஞ்சு, சாத்துக்குடி, தக்காளி, ஜெல்லி போன்றவற்றில் வைட்டமின் சி – இது ஒரு ஆக்சிஜனேற்றத் தடுப்பான் (ஆன்டி ஆக்சிடன்ட்) – அதிக அளவுகளில் உள்ளன. எனினும், சாறு அருந்துவதைவிட முழு கனி அல்லது காய்கறியை உண்பது சிறந்தது. ஏனெனில், பழச்சாறுகளில் வழக்கமாக பழங்களில் உள்ள நார்ச்சத்து உங்களுக்குக் கிடைக்காமல் போகலாம். மேலும், முழு கனியில் உள்ள கலோரிகள் உங்களுக்கு நிரப்பம் அளிப்பது போல சாறுகளில் உள்ளவை அளிக்காது. இருப்பினும், மிதமான அளவில் (ஒரு நாளைக்கு 8 அவுன்ஸ் அதாவது 240 மிலி வரை) 100% பழச்சாறு உங்களுடைய ஊட்டச்சத்து மற்றும் நீர்ச்சத்து தேவைகளை வழங்குவதற்கு உதவும். மேலும், சதை உள்ள

மது பற்றி

மிதமான அளவுகளில் மது அருந்துவது எச்டிஎல் ('நல்ல') கொலஸ்டிரால் அளவுகளை உயர்த்தி, இதயம் மற்றும் இரத்தநாள நோய் அபாயத்தைக் குறைக்கலாம். எனினும், மது அருந்துவதால் ஏற்படும் அபாயங்களைக் கவனிப்பதும் முக்கியம்.

சிறிதளவு மதுவும் மூளையின் செயல்பாட்டை மந்தப்படுத்தலாம். இதனால் விழிப்புணர்வு, ஒத்திசைவு, எதிர்வினை நேரம் ஆகியவை பாதிக்கப்படலாம். மேலும் அது உறக்கத்திலும் பாலியல் செயல்பாட்டிலும் குறுக்கிடலாம்,

தலைவலிகளை ஏற்படுத்தலாம், அத்துடன் நெஞ்சு எரிச்சலுக்கும் வழிவகுக்கலாம். அதிகமாக மது அருந்துவது எல்லாக் காரணங்களி னாலும் ஏற்படும் மரண வாய்ப்பை அதிகரிக்கிறது.

மது அருந்துவது ட்ரைகிளிசரைடுகளையும் இரத்த அழுத்தத்தையும் அதிகரிப்பதோடு, சில இரத்த அழுத்த மருந்துகளின் திறனிலும் குறுக்கீடு செய்யலாம். அமெரிக்க புற்றுநோய்க் கழகம் மார்பகம், கல்லீரல், வாய், தொண்டை, உணவுக்குழல் ஆகிய பகுதிகளில் புற்றுநோய் களின் அபாயம் அதிகரிப்பதை மதுவுடன் தொடர்புபடுத்துகிறது.

மது, உடல்நலம் ஆகியன குறித்து கூடுதல் விளக்கம் கிடைக்கும்வரை, நீங்கள் இப்போது குடிப்பவரல்ல என்றால் தயவுசெய்து குடியைத் தொடங்க வேண்டாம். நீங்கள் குடிப்பவராக இருப்பின், மிதமான அளவே பயன்படுத்துங்கள். மிதமான அளவு என்றால், கர்ப்பம் இல்லாத பெண்களுக்கு அல்லது 65 வயதுக்கு மேற் பட்டவர்கள் ஒரு நாளைக்கு ஒருமுறை மட்டுமே குடிக்கலாம். 65 வயதைவிட குறைவான ஆண்கள் அதிகபட்சம் ஒரு நாளைக்கு இருமுறை குடிக்கலாம். ஒருமுறை குடித்தல் என்பது 5 அவுன்ஸுகள் (150 மிலி) வைன் அல்லது 360 மிலி பீர் அல்லது 45 மிலி 80-புரூஃப் ஸ்பிரிட்டுக்கு நிகரானது. கருவுற்றவர் மதுவை எந்த வடிவத்திலும் எடுத்துக்கொள்ளக் கூடாது.

பழச்சாறுகளில் சற்று கூடுதல் நார்ச்சத்து இருக்கும். அவற்றிலுள்ள சர்க்கரை, கலோரி அளவுகளைத் தவறாமல் கவனித்து, குறைந்த கலோரியுள்ள வகைகளைத் தேர்ந்தெடுங்கள்.

இதய ஆரோக்கியத்திற்காக உண்ணுதல்

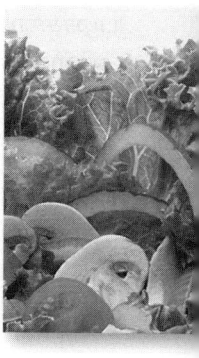

உங்கள் இதயத்தை ஆரோக்கியமாக வைப்பதற்கு இதோ ஐந்து உத்திகள்:

1. கூடுதல் காய்கறிகள், கனிகளை உண்ணுங்கள்

காய்கறிகளிலும் கனிகளிலும் கரையக் கூடிய நார்ச்சத்துகள் செறிவாக உள்ளன. இவை, கொலஸ்டிரால் அளவைக் குறைப் பதற்கு உதவுகின்றன. மேலும், இதய நோயையும் இரத்தநாள நோயையும் தடுக்க உதவும் தாவர வேதிப்பொருட் களும் அவற்றில் உள்ளன. காய்கறிகளை வெண்ணெய், நெய், எண்ணெய் போன்ற அதிக கொழுப்புள்ள பொருட்களைக் கொண்டு குழம்புகளைச் சமைக்காதீர்கள். கிரீம்களிலும் கொழுப்பு நீக்கப்படாத பால்பொருட்களிலும் கனிகளை நனைத்து உண்ண வேண்டாம்.

2. முழு தானியங்களைத் தேர்வுசெய்யுங்கள்

மில் மூலம் அரைக்கப்படாத முழு தானியங்களில் உமியும் தோலும் முழுமையாக நீக்கப்படுவதில்லை. இதனால் அவை அதிக நார்ச்சத்து ஆதாரமாகவும், வைட்டமின்கள் மற்றும் தாதுக்கள் செறிவாக உள்ள

உணவுகளாகவும் விளங்குகின்றன. முழு தானியங்களில் உள்ள ஊட்டச்சத்துகள் இரத்த அழுத்தத்தை முறைப்படுத்துவதற்கும் இதய ஆரோக்கியத்தைப் பராமரிப்பதற்கும் உதவலாம்.

3. கொலஸ்டிராலையும் கொழுப்புகளையும் குறைவாக உண்ணுங்கள்

கொலஸ்டிராலையும் கொழுப்புகளையும் உட்கொள்வதில் கட்டுக்குள் வையுங்கள். ட்ரான்ஸ் கொழுப்புகளைத் தவிர்த்துக் கொள்ளுங்கள்; நிறைவுற்ற கொழுப்பைக் குறைவாகவே உட்கொள்ளுங்கள். இவை இரண்டுமே கொலஸ்டிரால் அளவை உயர்த்தக் கூடியவை. அதிகமான கொலஸ்டிரால் உங்கள் இதயநாளங்களில் கொழுப்புப் படிம வளர்ச்சிக்கு வழிவகுத்து, உங்களுடைய மாரடைப்பு அபாயத்தை அதிகப்படுத்தும். ஒருமுனை நிறைவுறாக் கொழுப்புகளைத் தேர்வு செய்யுங்கள். இவை கொலஸ்டிரால் அளவைக் குறைப்பதற்கு உதவும். ஆனால் நீங்கள் உட்கொள்ளும் கலோரிகளின் அளவு குறித்து கவனமாக இருங்கள்.

4. கொழுப்பு இல்லாத அல்லது கொழுப்புக் குறைவான பால்பொருள்களைத் தேர்வு செய்யுங்கள்

பால்பொருள்கள் உங்களுக்கு கால்சியத்தையும் புரதத்தையும் வழங்குகின்றன. எனினும் அவற்றில் அதிக அளவு கொலஸ்டிராலும் நிறைவுறாக் கொழுப்புகளும் இருக்கும். இதனால் அவை உங்களுடைய இதய நோய் அபாயத்தை

அதிகரிக்கிறது. கொழுப்பு இல்லாத அல்லது கொழுப்புக் குறைவான பால், தயிர், பாலாடைக் கட்டி *(பன்னீர்)* போன்ற பால் பொருள்களைத் தேர்வு செய்யுங்கள். கொழுப்பு நீக்கப்படாத பாலும் அதிலிருந்து செய்யப்படும் பொருள்களையும் தவிர்த்துக் கொள்ளுங்கள்.

5. கொழுப்புக் குறைவான புரதத்தைத் தேர்வு செய்யுங்கள்

பயறுகள், பறவை இறைச்சி, மீன்கள், கொட்டைகள், விதைகள், கொழுப்பு அகற்றிய இறைச்சி, கொழுப்புக் குறைவான பால் பொருள்கள் ஆகியவை செறிவான புரதத்தைக் கொண்டுள்ளன. தானியங்களும் காய்கறிகளும் குறைவான அளவு புரதத்தையே வழங்குகின்றன.

இரத்த மிகை அழுத்தம்: டேஷ் உணவுத்திட்டம்

இரத்த மிகை அழுத்தம் மூளைத்தாக்கு, இதய நோய்க்கான உங்களுடைய அபாயத்தை அதிகரிக்கலாம். டேஷ் - DASH *(டயட்டரி அப்ரோச் டு ஸ்டாப் ஹைபர்டென்ஷன் – இரத்தமிகை அழுத்தத்தை நிறுத்துவதற்கான உணவுமுறை)* உணவுத் திட்டத்தில் நிறைவுற்ற கொழுப்பும் உப்பும் குறைவான கனிகள், காய்கறிகள், கொழுப்புக் குறைவான பால்பொருள்கள் செறிவாகவும் உள்ளன. இந்த உணவுத் திட்டம் இரத்த அழுத்தத்தைக் குறைக்க உதவுகிறது. உப்பு (சோடியம்) சேர்த்துக்கொள்வதை ஒரு நாளைக்கு 1,500 மில்லி கிராம் எனும்

அளவிற்குக் குறைத்தால் அது நன்கு பலனளிக்கிறது.

டேஷ் உணவுத்திட்டத்தின் கொள்கை மேலே கிளினிக்கின் ஆரோக்கிய உடல் எடை பிரமிடு கொள்கையைப் போன்றதே. டேஷ் உணவுத் திட்டம் இரத்தமிகை அழுத்தத்தைத் தடுக்க உதவும் அல்லது அது சற்று உயர்ந்திருந்தால் உங்களுக்கு மருந்துகளின் தேவையை நீக்கிவிடும். தீவிரமான இரத்தமிகை அழுத்தத்தில் உங்களுக்கு மருந்து களின் தேவையைக் குறைக்க உதவலாம். ஆனால் உங்களுடைய மருத்துவரின் ஆலோசனையின்றி நீங்களாகவே மருந்துகள் எடுத்துக்கொள்வதை நிறுத்தவோ மாற்றவோ கூடாது.

நீங்கள் டேஷ் உணவுத்திட்டத்தைப் பின்பற்றினால்,

- நிறைவுற்ற கொழுப்புகள், ட்ரான்ஸ் கொழுப்புகள், கொலஸ்டிரால் ஆகியவை குறைவாக உள்ள உணவுகள் மூலம் இதய மற்றும் இரத்த நாள நோயின் அபாயத்தை நீங்கள் குறைத்துக்கொள்கிறீர்கள்.
- கூடுதல் கனிகளையும் காய்கறிகளையும் நீங்கள் உண்பதன் மூலம் சில புற்றுநோய்களின் அபாயத்தைக் குறைத்துக்கொள்கிறீர்கள்.
- கொழுப்புக் குறைவான பால்பொருள்கள், தாவர ஆதாரங்களிலிருந்து போதிய கால்சியம் பெற்று ஆஸ்டியோபோரஸிஸ் (எலும்பு மெலிவு நோய்) அபாயத்தைக் குறைத்துக் கொள்கிறீர்கள்.

உங்களுடைய உணவில் எங்கே இருக்கின்றன பி வைட்டமின்கள்?

ஃபோலேட் (வைட்டமின் பி-9), பி-6, பி-12 வைட்டமின்கள் ஆகியவை இரத்தத்தில் ஹோமோசிஸ்டீன் அளவுகளைக் குறைப்பதற்கு உதவும். அதிக அளவு ஹோமோசிஸ்டீன் அளவுகள் மாரடைப்பு, இதயநாள நோய், மூளைத்தாக்கு ஆகியவற்றுக்கான அபாயத்தை அதிகரிக்கலாம். எனவே, உங்களுக்குத் தேவையான பி வைட்டமின்களைப் பெறுவதற்கு பின்வரும் உணவு வகைகளுக்கு முயன்று பாருங்கள்.

ஃபோலேட்: இது எலுமிச்சை, சாத்துக்குடி, ஆரஞ்சு போன்ற புளிப்பு பழங்கள், பழச் சாறுகள், அவரைக்காய், கீரைகள், மஞ்சள் பூசணி, சூரியகாந்தி விதைகள், ஃபோலிக் அமிலம் கொண்டு செறிவூட்டிய தானியப் பொருள்கள் (எ.டு. முழு தானியக்கூழ்) போன்றவற்றில் உள்ளது.

வைட்டமின் பி-6: இது சில மீன் வகைகள், முழு தானிய உணவுகள், பயறு வகைகள், ஓட்ஸ், கொட்டைகள், சூரியகாந்தி விதைகள், உருளைக் கிழங்கு, வாழைப்பழம், செறிவூட்டப்பட்ட தானியங்கள் போன்றவற்றில் உள்ளது.

வைட்டமின் பி-12: இது சில மீன் வகைகள் (மத்தி போன்ற), சிப்பி மீன், முட்டை, பால் பொருள்கள், செறிவூட்டப்பட்ட தானியங்கள் போன்றவற்றில் அதிக அளவு உள்ளது.

> *50 வயதுக்கு மேற்பட்ட சிலர், உணவுகளி லிருந்து பி-6, பி-12 ஆகிய வைட்டமின்களைச் சரியாக உறிஞ்சும் திறனை இழந்துவிடலாம். பால்பொருள்களை உண்ணாதவர்களுக்கு வைட்டமின் பி-12 போதிய அளவு கிடைக்காது. இவர்களுக்கு மல்டி-வைட்டமின் மாத்திரை தேவைப்படலாம்.*

ஒமேகா-3 கொழுப்பு அமிலங்கள் செறிவாக உள்ள மீன்கள் உங்களுக்கு இதய நோயையும் திடீர் மாரடைப்பால் ஏற்படும் மரண அபாயத்தையும் குறைக்க உதவலாம். *(பார்க்க: உங்களுக்குரிய ஒமேகா-3 அமிலங்களைப் பெறுவது எப்படி, ப. 38)*

புற்றுநோய் எதிர்ப்பு உணவுகள்

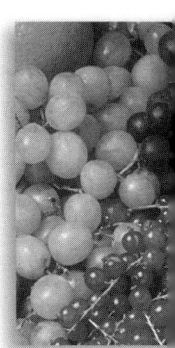

ஆரோக்கியமான உணவுமுறையும் வழக்கமான உடற்பயிற்சியும் புற்று நோய் அபாயத்தைக் குறைக்க உதவுகின்றன என்பதற்கான சான்றுகள் அதிகரித்துக்கொண்டே இருக்கின்றன. இதனால், பொதுவாகப் பல்வேறு வகை ஊட்டச்சத்து உணவுகளை - குறிப்பாக தாவர உணவுகளை - உண்பது பற்றி அமெரிக்க புற்றுநோய்க் கழகம் (அமெரிக்கன் கேன்சர் சொஸைடி – ஏசிஎஸ்) தனது வழிகாட்டுதல்களில் சேர்த்துள்ளது. இந்த நூல் முழுவதுமுள்ள அறிவுரை போன்றே, பின்வரும் விஷயங் களையும் அக்கழகம் பரிந்துரைக்கிறது:

- பல்வேறு வகையான ஆரோக்கிய உணவுகளை உண்ணுங்கள் – குறிப்பாக, தாவரங்களிலிருந்து.

- ஒவ்வொரு நாளும் ஐந்து முதல் ஒன்பது பரிமாறுதல் அளவுக்குப் பல்வேறு வகையான கனிகளையும் காய்கறிகளையும் உண்ணுங்கள்.

- சுத்திகரித்த தானியங்களுக்குப் பதிலாக முழு தானியங்களைத் தேர்வுசெய்யுங்கள்.

- சிவப்பு இறைச்சிகளையும் (குறிப்பாக அதிக அளவு கொழுப்பு உள்ளவை)

குடல் புற்றுநோயுடன் தொடர்புள்ள உணவு தெரிவுகள்

*75000*க்கும் மேற்பட்ட பெண்கள் குறித்த ஒரு *12* ஆண்டு ஆய்வில், 'கவனமுள்ள உணவுத் திட்டம்' உடையவர்களைவிட 'மேற்கத்திய உணவுத்திட்டத்தை' பின்பற்றியவர்களுக்குப் குடல் புற்றுநோய் அபாயம் கூடுதலாக இருந்தன. *2003*இல் *ஆர்கிவ்ஸ் ஆஃப் இன்டர்னல் மெடிசின்* இதழில் வெளிவந்த இந்த அறிக்கை, மேற்கத்திய உணவுத்திட்டம் என்பதில் அதிக அளவு சிவப்பு இறைச்சி, பதப்படுத்திய இறைச்சி, சுத்திகரித்த தானியங்கள், உருளைக்கிழங்கு வறுவல் (பிரெஞ்சு ஃபிரைஸ்), கொழுப்பு மிகுந்த பால்பொருள்கள், இனிப்புப் பண்டங்கள் முதலியவை அடங்கும் என அந்த ஆய்வு வரையறுத்தது. கவனமுள்ள உணவுத்திட்டத்தைக் கடைப்பிடித்தவர்கள் அதிகக் காய்கறிகள், கனிகள், பயறுகள், முழு தானியங்கள், மீன்கள், பறவை இறைச்சிகள் ஆகியவற்றை உண்டனர்.

மேலும், கவனமுள்ள உணவுத்திட்டத்தில் இடம்பெற்றுள்ள பல உணவுகள் உங்களில் இதயநோய், இரத்தநாள நோய், வகை-*2* நீரிழிவு போன்றவற்றின் அபாயத்தைக் குறைக்கலாம் எனப் பல ஆய்வுகள் தெரிவிக்கின்றன. சுருக்கமாகச் சொன்னால், ஆரோக்கியமாக உண்ணுதல் எல்லோருக்கும் நன்மை பயப்பதாக விளங்குகிறது.

பதப்படுத்திய இறைச்சிகளையும் (உப்புக் கண்டம், கருவாடு) குறைவாக உண்ணுங்கள். கறி அல்லது பறவை இறைச்சியை நெருப்பில் சுடும்போது அதிலிருந்து வேதிப்பொருள்கள் உருவாகின்றன. அதனால் அவற்றை உண்ணுவதை வழக்கமாகக் கொள்ளும்போது புற்றுநோய் அபாயத்தை அதிகரிக்கிறது.

- ஆரோக்கியமான எடையைப் பராமரிப்பதற்கு உதவும் உணவுகளை மட்டுமே தேர்ந்தெடுங்கள்.
- நீங்கள் மது அருந்துபவராக இருந்தால், அதை வரம்புக்குள் வைத்துக்கொள்ளுங்கள் அல்லது முற்றிலும் தவிர்த்துவிடுங்கள்.

வழக்கமான உடலுழைப்புச் செயல்பாடுகள், புகைப்பிடித்தலைத் தவிர்த்தல் ஆகியவற்றுடன் சேர்த்து இந்த வழிகாட்டுதல்களைப் பின்பற்றுவது, பல வகையான புற்றுநோய் உருவாகும் அபாயத்தைக் கணிசமாகக் குறைக்கிறது.

உணவுத்திட்டமும் மார்பகப் புற்றுநோய் அபாயமும்

பல கேள்விகள் எழுகின்றன. ஆனால் அறிந்தவை, அறியாதவை குறித்து சுருக்கமாக இங்கே வழங்குகிறோம்:

உணவுத்திட்டக் காரணி	மார்பகப்புற்றின் அபாயம்	பரிந்துரை
மிகை கொழுப்பு உணவு	நேரடியாக அபாயத்தை அதிகரிப்பதில்லை.	மொத்தக் கொழுப்பு

	ஆனால் உடல் பருமனுக்கு வழிவகுக்கிறது. அது நோய் அபாயத்துடன் தொடர்புள்ளது.	உட்கொள்ளுதலை 30%க்கு குறையுங்கள் அல்லது கலோரிகளைக் குறையுங்கள். இதில், நிறைவுற்ற கொழுப்புகள் 7%க்குக் குறைவாகவும் ட்ரான்ஸ் கொழுப்புகள் 1%க்குக் குறைவாகவும் இருக்க வேண்டும். இறைச்சியும் கொழுப்பு மிகுந்த பால் பொருட்களை உட்கொள்வதிலும் கட்டுக்குள் வையுங்கள்.
ஆலிவ் எண்ணெய்	பாதுகாப்புத் தன்மை கொண்டிருக்கலாம். ஆனால் இது குறித்து கூடுதல் ஆய்வு தேவை.	நிறைவுற்ற கொழுப்புகளுக்கு பதிலாக ஆலிவ் எண்ணெய் அல்லது பிற ஒருமுனை நிறைவுறாக் கொழுப்புகளைப் பயன்படுத்துங்கள்.
கனிகள் காய்கறிகள்	அளவான பலன்கள்	பிற ஆரோக்கியப் பலன்களுக்கு

		குறைந்தபட்சம் ஒரு நாளைக்கு 5 பரிமாறுதல் அளவு சாப்பிடுங்கள்.
கரோடினாய்டுகள் (உடலில் ஏ வைட்டமினாக மாற்றப்படும் சேர்மங்கள்)	உணவுகள் வழங்கும் கரோடினாய்டுகள் அபாயத்தைச் சிறிது குறைக்கலாம் – துணைச் சத்துப் பொருள்களிலிருந்து அல்ல.	செறிவான ஆதாரங்கள்: மஞ்சள்/ஆரஞ்சு நிறக் கனிகள், காய்கறிகள். எடுத்துக்காட்டாக கேரட், சர்க்கரை வள்ளிக் கிழங்கு, பூசணிக் காய், பப்பாளி, பீச், முலாம்பழம்.
சோயா உணவுகள் (பார்க்க, *மார்பகப் புற்றுநோய்*, ப. 33)	அறியவில்லை. சாத்தியமுள்ள பலன்களும் அபாயங்களும் குறித்த ஆய்வுகள் முரண்பட்ட முடிவுகளைக் காட்டுகின்றன.	ஏனெனில், அதற்கு ஈஸ்ட்ரோஜன் போன்ற விளைவுகள் இருக்கலாம். எனவே, மிதமான அளவு சோயா உண்ணுங்கள் – சோயா துணைச் சத்துப் பொருள்கள் பரிந்துரைக்கப்படவில்லை.

ஒமேகா-3 அமிலங்கள் கொண்ட மீன்கள்	தெளிவான பலன்களைக் காட்டவில்லை.	இதய ஆரோக் கியத்திற்கான உணவின் ஒரு பகுதியாக ஒமேகா-3 அமிலங்கள் கொண்ட மீன்களை உண்ணுங்கள்.
ஆளிவிதை (பார்க்க, ஆளிவிதை யின் பலன் கள் ப. 26)	அறியவில்லை.	ஆளிவிதையை மிதமாகச் சேர்த்துக் கொள்ளுங்கள்.
மது	ஆபத்தை அதிகரிக்கிறது.	குடிப்பழக்கம் இருப்பின், மிதமாகக் குடியுங்கள். உங்களுக்கு மார்பகப் புற்று இருந்தால் (அல்லது இருந்திருந்தால்), மதுவைத் தவிர்ப்பது சிறந்தது.

நீரிழிவும் உங்களுடைய உணவுத்திட்டமும்

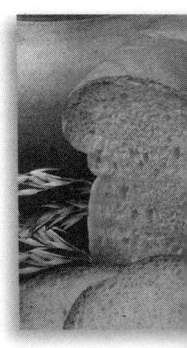

உடலின் முதன்மை எரிபொருள் ஆதாரமான இரத்த குளுகோஸை (சர்க்கரையை) உங்கள் உடல் பயன் படுத்தும் விதத்தை நீரிழிவு (டயாபடீஸ் மெலைடஸ்) பாதிக்கிறது. வகை 1 நீரிழிவு ஒரு தன்னெதிர்ப்பு நோய். இந்நோயில் கணையத்தில் சிறிதளவே இன்சுலின் சுரக்கிறது அல்லது அறவே சுரப்பதில்லை. வகை 2 நீரிழிவு மிகவும் பரவலாகக் காணப்படுகிறது: இவ்வகையில் கணையத்தில் இன்சுலின் சுரக்கும், ஆனால் உங்கள் செல்களில் அதற்கு ஓர் எதிர்ப்புத்தன்மை உருவாகும். இதனால், இரத்த குளுகோஸ் அளவுகள் உயரும்.

வகை 2 நீரிழிவு இந்தியா உள்பட பல நாடுகளில் மிக விரைவாக அதிகரிக் கிறது. இதற்கு முக்கிய காரணம், அதிகரிக்கும் உடல்பருமன் பிரச்சினை. வகை 2 நீரிழிவு ஏற்படுவதற்கான துல்லிய மான காரணம் குறித்து அறியப்பட வில்லை. எனினும், மிகையான எடையும் வழக்கமான உடலியக்கச் செயல்பாட்டுக் குறைவும் முக்கியமான அபாயக் காரணிகளாக இருக்கின்றன.

நீரிழிவு ஒரு தீவிர நிலை. அது, இதய நோய், இரத்தநாள நோய், சிறுநீரகச் செயலிழப்பு, நரம்பு சேதம், பார்வையிழப்பு உள்ளிட்ட பிரச்சினை களுக்கு வழிவகுக்கும். நல்வாய்ப்பாக, வகை 2 நீரிழிவு பலருக்கும் வராமல் தடுக்க இயலும் என பல ஆய்வுகள் சுட்டுகின்றன.

நீங்கள் அதிக எடை கொண்டவராக இருப்பின், உங்களுடைய உடல் எடையில் வெறும் 5 முதல் 10 சதவீதம்வரை குறைப்பது மூலமும் சரிவிகித, குறைந்த கலோரி, குறைவான கொழுப்பு ஆகிய வற்றைக்கொண்ட உணவுத்திட்டத்தோடு வழக்கமாக உடலுழைப்புச் செயல்பாடுகளைப் பின்பற்றுவதன் (வாரத்தில் ஐந்து அல்லது கூடுதல் நாள்களுக்குக் குறைந்தபட்சம் 30 நிமிடங்கள்) மூலமும் வகை 2 நீரிழிவு நோயை நீங்கள் குறைக் கலாம் என்பதற்கு வலுவான சான்றுகள் உள்ளன. மேலும், சுத்திகரிக்கப்பட்ட பேக்கரி ரொட்டிகள், கான்ஃபிளக்ஸ், அரிசி, மைதா தயாரிப்புகள் ஆகிய வற்றுக்குப் பதிலாக முழுதானிய உணவு உண்பது இந்த நோயின் அபாயத்தைக் குறைக்கலாம்.

நீரிழிவுக்கான சிறப்பு உணவுத் திட்டம் இல்லை

பரவலாகக் காணப்படும் எண்ணத்துக்கு மாறாக, நீரிழிவு உள்ளவர்களுக்கும் இல்லாதவர்களுக்கும் பரிந்துரைக்கப்படும் உணவுத் திட்டம் ஒன்றுதான். அதில் பல்வேறு வகை கனிகள், காய்கறிகள், தானி யங்கள்ஆகியன வலியுறுத்தப்படுகின்றன. *வகை 2 நீரிழிவு உள்ளவர்களுக்கு கலோரி கட்டுப்பாடு என்பது உணவுத்திட்டத்தின் மிக அத்தியாவசியமான பகுதியாகும்.*

உங்களுக்கு நீரிழிவு இருப்பின், அளவுகள் (குறிப்பாக நீங்கள் எடையைக் குறைக்க முயற்சி செய்பவராக இருந்தால்), உங்கள் உணவுகளை நீங்கள் எவ்வாறு தயார்செய்கிறீர்கள், எப்போது உண்கிறீர்கள் என்பன குறித்து நீங்கள் அதிக கவனம் செலுத்துதல் வேண்டும். ஒரு பதிவுபெற்ற உணவுத் திட்ட வல்லுநர், உங்கள் தேவைகளைப் பூர்த்தி செய்வதற்குரிய ஒரு நிறைவான உணவுத் திட்டத்தை வடிவமைப்பதற்கு உதவலாம்.

உங்களுக்கு நீரிழிவு உள்ளதெனில், மிகவும் முக்கியமான ஊட்டச்சத்துகள்மீது குறிவையுங்கள்

மாவுச்சத்து, புரதம், கொழுப்பு ஆகிய மிகவும் முக்கியமான மூன்று ஊட்டச்சத்துகளில் சரிவிகித நிலையை அடைவதற்கு ஒவ்வொரு நாளும் பல்வேறு வகையான உணவுகளை உண்ணுங்கள். உங்களுடைய இரத்த குளுகோஸ் அளவு, எடை, உங்களுக்குப் பிற உடல்நலப் பிரச்சினைகள் உள்ளதா ஆகியவற்றைப் பொறுத்து, உங்களுடைய தேவைகளை நிறைவேற்ற உங்களின் உணவுத் திட்டத்தைத் தகவமைத்துக் கொள்ள வேண்டியதாக இருக்கலாம். உங்களுடைய கலோரி இலக்குக்கும் தினசரி பரிமாறுதல் எண்ணிக்கைக்கும் உங்கள் மருத்துவர் அல்லது உணவுத்திட்ட வல்லுநரிடம் ஆலோசனை கேளுங்கள்.

ஊட்டச் சத்து	இலக்கு	கிராம்களின் எண்ணிக்கை*
மாவுச்சத்து (கார்போ ஹைட்ரேட்)	தினசரி கலோரி களில் 45% முதல் 65% வரை	225 முதல் 325 கிராம் வரை
புரதம் (புரோட்டீன்)	தினசரி கலோரி களில் 15% முதல் 20% வரை	75 முதல் 100 கி (30 கி புரதத்தில் சுமார் 7 கி உள்ளது) வரை.
கொழுப்பு (ஃபேட்)	தினசரி கலோரி களில் 20% முதல் 35% வரை: நிறைவுற்ற கொழுப்பு 7% -க்குக் கீழ், ட்ரான்ஸ் கொழுப்பு 1% - க்குக் கீழ்.	44 முதல் 78 கி (16 கிராமைவிட குறைவான நிறை வுற்ற கொழுப்பும் 2 கிராமைவிட குறைவான ட்ரான்ஸ் கொழுப்பும்) வரை

மாவுச்சத்து. எடுத்துக்காட்டாக, ஒரு நாளைக்கு 225 முதல் 325 வரை பெறுவதற்கு நீங்கள் பின்வருவனவற்றை உண்ணலாம்:

- 8 பரிமாறுதல் தானியம். அதில் குறைந்த பட்சம் அரைவாசி முழு தானியம் (120 கி மாவுச்சத்து, 24 கி புரதம், 8 கி கொழுப்பு)

* வயதுவந்தவர்களுக்கு 2000 கலோரியுள்ள உணவுக்கு. இதைவிட கூடுதலான அல்லது குறைவான கலோரி உணவுகளுக்கு ஆலோசனை மாறுபடும்.

- *5* பரிமாறுதல் அல்லது சுமார் *2 ½* கோப்பைகள் காய்கறிகள் *(25* கி மாவுச்சத்து, *10* கி புரதம்*)*
- *6* பரிமாறுதல் அல்லது சுமார் *3* கோப்பைகள் கனிவகைகள் *(90* கி மாவுச்சத்து*)*
- *3* கோப்பைகள் கொழுப்பு இல்லாத அல்லது கொழுப்புக் குறைந்த பால்பொருள்கள் *(36* கி மாவுச்சத்து, *24* கி புரதம், *9* கி கொழுப்பு*)*

புரதம். எடுத்துக்காட்டாக, ஒரு நாளைக்கு 75 முதல் 100 கிராம் வரை பெறுவதற்கு நீங்கள் இவற்றை உண்ணலாம்:

- சுமார் 150 கி பறவை இறைச்சி அல்லது மீன் *(35* கி புரதம், *25* கி கொழுப்பு*)*
- பால்பொருள்கள், முழு தானியங்கள், எஞ்சிய பகுதி காய்கறிகள்.

கொழுப்பு. ஒருமுனை நிறைவுற்ற (ஆரோக்கிய மான) கொழுப்புகள் மீது கவனம் குவியுங்கள் (☞ ப. 45).

- சுமார் 5 தேக்கரண்டிகள் அளவானது 25 கி கொழுப்பை வழங்குகிறது.
- கொழுப்பு அகற்றிய இறைச்சிகள், கொழுப்புக் குறைவான பால்பொருள்கள், எஞ்சிய பகுதி முழு தானியங்கள்.

ஆதாரம்: நேஷனல் இன்ஸ்டிடியூட் ஆஃப் நியூட்ரிசன், இந்தியா.

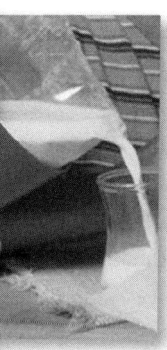

பிற நோய்களும் உணவுத் தொடர்புகளும்

இப்போது ஆரோக்கியமான எடையைப் பராமரிப்பது எவ்வளவு முக்கியம் என உங்களுக்குத் தெளிவாகப் புரிந்திருக்கும். இதற்காக நீங்கள் வழக்கமான உடலியக்கச் செயல்பாட்டையும் ஆரோக்கியமான உணவுத்திட்டத்தையும் கடைப்பிடிக்கலாம். உணவில் பல்வேறு வகைகள் இடம்பெறுவது முக்கியம். நிறைய காய்கறிகள், கனிகள், முழு தானியங்கள் ஆகியவையும் அளவான நிறைவுற்ற மற்றும் ட்ரான்ஸ் கொழுப்புகள் உள்ள உணவுகளையும் உண்பது முக்கியம்.

உங்களுடைய வாழ்க்கை முறையில் ஆரோக்கியமான உணவுகளையும் வழக்கமான உடலியக்கச் செயல்பாடு களையும் சேர்த்துக்கொள்வது பல நோய் களைத் தடுப்பதற்கு உதவும். இதில் இதய நோய், இரத்தநாள நோய், வகை 2 நீரிழிவு, பலவகை புற்றுநோய்களும் அடங்கும். இதோ, பிற நோய்களையும் அவற்றைத் தவிர்ப்பதற்கான ஆலோசனை களையும் இங்கு வழங்குகிறோம்:

ஆஸ்டியோபோரோஸிஸ் (எலும்பு மெலிவு நோய்). போதிய அளவு

கால்சியத்தையும் டி வைட்டமினையும் பெறுதல், ஆரோக்கியமான எடையைப் பராமரித்தல், சுறுசுறுப்பாக இருத்தல் ஆகியவற்றின் மூலம் எலும்பு மெலிவு நோயைத் தடுக்கலாம். நாம் ஏற்கனவே கூறியது போல, 19 முதல் 50 வயது கொண்ட ஆண்களும் பெண்களும் ஆரோக்கிய மாக இருப்பதற்கு கால்சியம் தினமும் 1000 மில்லிகிராம்களும் 51 அல்லது கூடுதல் வயதுடையவர்களுக்கு தினமும் 1200 மில்லி கிராம்களும் தேவை என்று இன்ஸ்டிடியூட் ஆஃப் மெடிசின் பரிந்துரைக்கிறது.

உங்களுடைய உடல் கால்சியத்தை உறிஞ்சத் துணைபுரிவதற்குப் பல வல்லுநர்களின் பரிந்துரையின்படி தேவைப்படும் வைட்டமின் டி அளவு: 19 முதல் 50 வயதுடையவர்கள் ஒரு நாளைக்கு 200 இன்டர்நேஷனல் யூனிட், 51 முதல் 70 வயதுடையவர்கள் ஒரு நாளைக்கு 400 முதல் 600 யூனிட், 71 அல்லது கூடுதல் வயதுடையவர்கள் 600 முதல் 800 யூனிட்.

எனினும், உங்களுக்கு எலும்பு மெலிவு நோய் இருந்தால் அல்லது உங்கள் குடும்பத்தில் அது சார்ந்த வரலாறு இருந்தால், உங்கள் மருத்துவர் அதற்குரிய அதிக அளவு கால்சியம், வைட்டமின் டி ஆகியவற்றைப் பரிந்துரைப்பார்.

கால்சியம் மற்றும் வைட்டமின் டி தேவை களைப் பூர்த்திசெய்வதற்கு மிகச்சிறந்த வழி, கொழுப்புக் குறைவான பால்பொருள்கள், கீரைகள், கால்சியமும் டி வைட்டமினும் கொண்டு செறிவூட்டப்பட்ட உணவுகள் ஆகியவற்றை

உண்பதாகும். கடல் மீன், டி வைட்டமின் செறிவூட்டப்பட்ட கஞ்சிமாவுகள் ஆகியவையும் டி வைட்டமின் உள்ள சிறந்த ஆதாரங்கள் ஆகும்.

நீங்கள் வழக்கமான சூரிய ஒளி பெறாத வயது வந்தவர் எனில், டி வைட்டமின் உறிஞ்சுதல் தொடர்பான பிரச்சினை உங்களுக்கு ஏற்படலாம். உங்களுடைய எலும்புகளைத் திடமாக வைத்துக் கொள்வதற்கு வைட்டமின் டி துணைச்சத்துப் பொருள்கள் அல்லது மல்டி வைட்டமின் உங்களுக்குத் தேவைப்படுமா என உங்கள் மருத்துவரிடம் கேளுங்கள். உங்களால் பால் அருந்த முடியாவிட்டால் அல்லது பிற அதிக அளவு கால்சியம் உள்ள உணவுகளை வழக்கமாக உட்கொள்பவராக இல்லையெனில், கால்சியம் துணைப் பொருள்களை எடுத்துக்கொள்வது பற்றி யோசியுங்கள்.

டைவர்டிகுலோசிஸ். வயது கூடுவதால் உருவாகும் ஒரு நோய்நிலையான டைவர்டி குலோசிஸ் பெருங்குடலின் சுவர் பலவீன மடைவதாலும் புடைப்புகளாலும் டைவர்டிகுலா எனும் சிறுபைகள் உருவாவதைக் குறிக்கிறது. இலட்சக்கணக்கான மேற்கத்தியருக்கு டைவர்டிகுலோசிஸ் உருவாகிறது. எனினும், பெரும்பாலானோர் இதை அறிவதேயில்லை. அதில் ஒரு சிறிய சதவீதத்தினருக்கு டைவர்டி குலைட்டிஸ் உருவாகிறது. டைவர்டிகுலாவின் அழற்சியால் வயிற்று வலி ஏற்பட்டு குடல்சுவரில் கடுமையான தொற்றோ துளையோ ஏற்படுவதில் கொண்டு போய்விடலாம்.

உயரளவு நார்ச்சத்து உள்ள உணவை உண்பதன் மூலம் டைவர்டிகுலோசிஸ் பிரச்சினையைத் தடுக்கலாம் அல்லது அதன் வளர்ச்சி வேகத்தைக் குறைக்கலாம். உயரளவு நார்ச்சத்துள்ள உணவுகள் மலத்தை மென்மையாக்கி, அது பெருங்குடல் வழியாக எளிதாய்ச் செல்வதற்கு உதவுகின்றன. இவை உங்களுடைய செரிமானத் தடத்தில் அழுத்தத்தைக் குறைத்து, டைவர்டிகுலர் பைகள் (கட்டிகள்) உருவாவதைத் தடுக்க உதவுகின்றன. (பார்க்க, *நார்ச்சத்துகளைச் சேர்த்துக் கொள்ள 8 வழிகள்,* ப.28)

புதிய உணவு விவரக்குறிப்புகளில் ஒவ்வாமை பொருள்களின் பட்டியல்

கீழே தரப்பட்டுள்ள முதல் எட்டு ஒவ்வாமை உணவுகளில் ஏதேனும் ஒன்று ஒரு தயாரிப்பில் இருந்தால், அவற்றைத் தயாரிப்பாளர்கள் விவரக் குறிப்பில் (லேபிள்) குறிப்பிட வேண்டும் என்று அரசு விதிகள் கூறுகின்றன. இந்தப் பட்டியலில் கடுமையான அல்லது உயிருக்கு அச்சுறுத்தலான ஒவ்வாமை எதிர்வினைகளை (அனாஃபிலாக்ஸிஸ்) ஏற்படுத்தக்கூடிய உணவுகள் உள்ளன:

- பால்
- முட்டை
- நிலக்கடலை
- மரக் கொட்டைகள் (எ.டு. பாதாம், முந்திரி, வால்நட்)
- மீன் (பாஸ், காட், ஃப்லாவுன்டர்)

- சிப்பி மீன் *(நண்டு, கடல் நண்டு, இறால்)*
- சோயா
- கோதுமை

இந்தப் புதிய உணவு விவரக்குறிப்புகளில் மக்கள் வாசித்து, ஊகித்து புரிந்துகொள்ளும் விஷயங்கள் குறைக்கப்படுகின்றன. எடுத்துக் காட்டாக, *பால்-அல்லாத (நான் டயரி) என்றால், அந்தத் தயாரிப்புப் பொருளில் பால் இருக்காது எனப் பலர் தவறாக எண்ணிக்கொள்கின்றனர்.* ஏனெனில் இதுவரை பயன்படுத்தப்பட்ட விவரக்குறிப்பு வில்லைக்கான *(லேபிள்)* வழிகாட்டுதலில், உணவில் பால்பொருள்கள் இருந்தால்கூட *பால்-அல்லாத* என்ற பதம் அனுமதிக்கப்பட்டது. ஆனால் இப்போதுள்ள விதிமுறைகளில், ஒரு தயாரிப்பில் கெசின் என்ற பாலிலிருந்து கிடைக்கும் ஒருவித புரதம் இருந்தால், *கெசின்* என்ற வார்த்தையைத் தொடர்ந்து அடைப்புக் குறிக்குள் *பால்* என்று குறிப்பிடப்படுகிறது, அல்லது வெறுமனே *பால் உள்ளது* எனக் குறிப்பிடப்படுகிறது. உங்களுக்கு உணவு ஒவ்வாமை உள்ளது; ஆனால் அது சோதிக்கப்படவில்லை எனில், மருத்துவரைச் சென்று பாருங்கள்.

**ஊட்டச்சத்தும்
கண் ஆரோக்கியமும்**

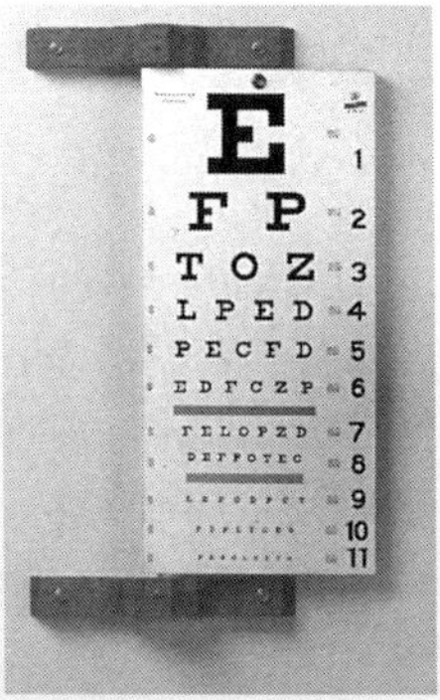

இயல்பான பார்வைக்கு, உணவிலிருந்து பெறப்படும் ஏ வைட்டமினும் கரோடினாய்டுகளும் முக்கியமானவை. மேலும், பிற ஊட்டச்சத்துகளும் மூப்படைதல் தொடர்பான நோய்களிலிருந்து உங்களுடைய கண்பார்வையைப் பாதுகாக்க உதவலாம் என்பதைச் சுட்டுவதற்குச் சான்றுகள் பல உள்ளன. எடுத்துக்காட்டாக, மேக்யூலர் (கருவிழி) சிதைவு, கிளாக்கோமா, கண்புரை போன்றவை. இதுகுறித்து கூடுதல் ஆய்வுகள் தேவை. கண் ஆரோக்கியத்தில் பங்குவகிக்கும் உணவு ஊட்டச்சத்துகளை இங்கு பார்ப்போம்:

- **கரோடினாய்டுகள்.** லூட்டீன், ஜியாஸாந்தின் ஆகிய கரோடினாய்டுகள் கீரைகளில் உள்ளன. இதில் பசலைக்கீரை, பொன்னாங்கன்னி, வெந்தயக் கீரை, கடுகுக் கீரை ஆகியவை அடங்கும். பிறிதொரு கரோடினாய்டான பீட்டா கரோட்டீன் கேரட், முலாம்பழம், பூசணிக்காய், சர்க்கரைவள்ளிக்கிழங்கு, பப்பாளி போன்றவற்றில் உள்ளன.
- **வைட்டமின்கள்.** 'சி' மற்றும் 'இ' வைட்டமின்கள் அசலில் ஆக்சிஜனேற்றத்

தடுப்பான்கள் (ஆன்டிஆக்சிடன்ட்ஸ்) ஆகும். அதிக அளவு சி வைட்டமின் உள்ள உணவுகள்: ஆரஞ்சு, சாத்துக்குடி, எலுமிச்சை, நெல்லி, இலந்தை, தக்காளி, உருளைக் கிழங்கு, பச்சை மற்றும் சிவப்பு குடை மிளகாய், பசலைக்கீரை. இ வைட்டமின் உள்ள உணவுகள்: கொட்டைகள், முளை கட்டிய கோதுமை, முழு தானிய உணவுகள், வெண்ணெய் பழம், தாவர எண்ணெய் போன்றவற்றில் உள்ளன.

- **துத்தநாகம் (ஜிங்):** இந்தச் சிறிய அளவுள்ள தாது கண் செயல்பாட்டில் என்ன பங்கு வகிக்கிறது என்பதுபற்றி அறியப்படவில்லை. எனினும், அது விழித்திரையில் அதிக அடர்த்தியாக உள்ளது. முழு தானியங்கள், செறிவூட்டப்பட்ட தானியத் தயாரிப்புகள், கொழுப்பு நீக்கிய சிவப்பு இறைச்சிகள், சில வகை கடல் உணவு ஆகியவற்றில் போதிய அளவு துத்தநாகம் இருக்கிறது.

உங்களுடைய கண்களைப் பாதுகாப்பதற்கு, ஆரோக்கியமான சரிவிகித உணவு தேவை. அதில் ஒவ்வொரு நாளும் குறைந்தபட்சம் ஐந்து பரிமாறுதல் அளவுக்குப் பல்வேறு வகை கனிகளும் காய்கறிகளும் அடங்கும். நீங்கள் நாள்தோறும் வைட்டமின்களையும் தாது துணைச்சத்துப் பொருள்களையும் உட்கொண் டால், தினசரி மதிப்பில் (டெய்லி வேல்யூ) 100%க்கு மேல் உட்கொள்ளாமல் இருப்பது

சிறந்தது – உங்கள் மருத்துவர் வேறுவிதமாக அறிவுறுத்தினால் தவிர.

உங்களுக்கு கருவிழி (மேக்யூலர்) சிதைவு இருந்தால், சில துணைச்சத்துத் தயாரிப்புகளின் கலவையை (மல்டி-விட்டமின்) – வைட்டமின்கள் 'சி', 'இ', பீட்டா கரோட்டீன், துத்தநாகம் – உட்கொள்வது அந்தச் சிதைவின் வேகத்தைக் குறைக்கும். எனினும் இவற்றில் ஒவ்வொன்றின் சரியான அளவு குறித்தும் மருத்துவரின் மேற்பார்வையும் ஆலோசனையும் தேவை. ஏனெனில், வைட்டமின்களையும் தாதுக்களையும் மிகையான அளவு உண்பதால் ஆபத்தான பக்கவிளைவுகள் ஏற்படலாம்.